SCHUTZ VOR INFEKTIONEN
IMMUNKRAFT STEIGERN – NATÜRLICH UND NACHHALTIG

mischer Verlag; 4. Auflage 2008; ISBN 978-3-8274-1961-

Ruediger DAHLKE

SCHUTZ VOR INFEKTIONEN

Immunkraft steigern –
natürlich und nachhaltig

unter besonderer Berücksichtigung von
Covid-19 und Impfproblematik

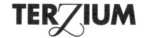

Das vorliegende Buch ist sorgfältig erarbeitet worden. Dennoch erfolgen alle Angaben ohne Gewähr. Weder Autor noch Verlag können für eventuelle Nachteile oder Schäden, die aus den im Buch gemachten praktischen Hinweisen resultieren, eine Haftung übernehmen.

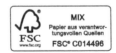

Copyright © 2020 by Terzium Verlag in der Allinti Verlag GmbH, Allschwil (Schweiz)
4. Auflage 2020
Umschlaggestaltung: Guter Punkt, München
Satz und Innengestaltung: BuchHaus Robert Gigler, München
Druck und Bindung: GGP Media GmbH, Pößneck

ISBN 978-3-906294-13-1

Alle Rechte vorbehalten
www.terzium.ch

INHALT

**TEIL 1
Unsere Welt verlangt nach Immunstärkung –
jetzt und in Zukunft** 8

Zehn Chancen, sein Wohl in die eigenen Hände
zu nehmen • Wissenschaftliche Studien zur natur-
medizinischen Immunstimulierung • Fasten – Jungbrunnen fürs Immunsystem • Pflanzlich-vollwertige
Kost: Königsweg zu Vitalität und Langlebigkeit •
Waldbaden für Steigerung der Anzahl natürlicher
Killerzellen • Bewegung, Erwärmung und Abhärtung:
Altbewährtes gegen den Immunkollaps. • Nicht immer
nur tun – Unterlassen kann sogar besonders hilfreich
sein • Traditionelle Heilmittel und -wege: Von der
»Grünkraft« der Hildegard von Bingen bis zur
Vier-Elemente-Natur-Kur • Bei der Immunstärkung
entscheidend: die angstbefreite Seele.

TEIL 2
Die Corona-Krise: Fakten und Hintergründe – die Agenda von Wirtschaft und Politik 88

Was bedeutet eigentlich Grippe und speziell die Covid-19-Variante? • Wie(so) eigentlich werden diese Erreger plötzlich für so viele Menschen gefährlich? • Was steckt wirklich dahinter?

Teil 3
Was jeder jetzt braucht, ist Selbst-Erlösung vom Krisenmodus 95

Waffenpflege für die Körperabwehr • Checkliste zur körperlichen Abwehrstärkung • Eminent wichtig: seelische Abwehrstärkung • Impfungen: eine phänomenale Erfolgsgeschichte?

Teil 4
So machen wir das Beste aus der Situation 109

Eine gute Zeit zum Üben und Wachsen • Was können wir für die Zukunft lernen? • Ausblick in eine unsichere Zukunft – mit Hoffnung auf Altbewährtes • Wie war das doch gleich mit Tamiflu? • Corona Covid-19 – die besseren Nachrichten

Epilog 131

Anhang 139

Quellen und Studien
Veröffentlichungen des Autors
Vita Ruediger Dahlke
Dank

TEIL 1

UNSERE WELT VERLANGT NACH IMMUNSTÄRKUNG – JETZT UND IN ZUKUNFT

In einem Artikel vom 6. März 2020 schreibt die Süddeutsche Zeitung über »Die Pandemie der Fake-News«, es gebe kein wirkliches Mittel, die Immunabwehr zu steigern. Das aber ist selbst Fake-News pur. Sehr wohl gibt es geeignete Möglichkeiten zur Steigerung unserer Abwehrkraft. Allerdings nicht dank der Pharmaka der Schulmedizin, sondern dank Heilmitteln und Maßnahmen aus der Naturheilkunde der Völker dieser Welt. Dass deren Wirksamkeit durch zahlreiche wissenschaftliche Untersuchungen belegt ist, wird nach wie vor weithin ignoriert, um nicht zu sagen totgeschwiegen. Davon handelt der erste, eher allgemeine Teil dieses Buchs, die weiteren speziell von der »Corona-Krise«. Meines Erachtens handelt es sich dabei um eine zugespitzte Situation, in der schon lange existierende Probleme sich wie unter einem Brennglas bündeln. Wir können viel daraus lernen. Und wir müssen es, wollen wir uns nicht selbst zu Opfern unseres eigenen Tuns und Unterlassens machen.

ZEHN CHANCEN, SEIN WOHL IN DIE EIGENEN HÄNDE ZU NEHMEN

1. Fasten senkt nach Untersuchungen von Prof. Andreas Michalsen vom Immanuel-Krankenhaus der Charité Berlin den sogenannten CRP-Wert. Das ist der Entzündungsmarker des Organismus. Das heißt, Fasten reduziert die Bereitschaft des Körpers, entzündlich zu reagieren und steigert die Abwehrkraft.

2. Beim Schreiben des Ratgebers *Kurzzeitfasten* war ich verblüfft über die Fülle wissenschaftlicher Belege für den gesundheitsfördernden und abwehrsteigernden Effekt dieser einfachen Maßnahme – bis hin zu einer verbesserten Fähigkeit des Organismus, mit Krebserkrankungen fertigzuwerden. Hunderte von Studien weisen darauf hin; sie sind auf unserer Homepage versammelt.

3. Für die pflanzlich-vollwertige Kost im Sinn von *Peacefood* zeigen US-amerikanische Studien ebenfalls einen sinkenden CRP-Wert und damit abnehmende Entzündungsbereitschaft. Professor Colin Campbells *China-Studie* ist hier wegweisend. Sie ist ein klassisches Beispiel für mediale Nichtbeachtung von Wahrheiten, die der Lebensmittel- und Pharmaindustrie weder ins Konzept noch ins Geschäft passen.

4. »Der Tod sitzt im Darm«, wusste schon Hippokrates, der Ahnherr der Medizin. Der österreichische Fastenarzt F. X. Mayr machte den Satz wieder populär. Nicht zu-

letzt dank Video und Buch der Medizinstudentin Julia Enders hat inzwischen auch die Schulmedizin den Darm »entdeckt«. Die altbekannte Darmflora der Fastenärzte wurde flugs umgetauft in Mikrobiom und als eigene Entdeckung gefeiert. Zum Allgemeinwissen gehört mittlerweile, dass die Darmflora rund zehnmal so viele »MitarbeiterInnen« beschäftigt, wie wir Zellen im Körper haben. Sie werden Symbionten genannt und betreiben den Hauptstützpunkt des Immunsystems im Organismus, etwa indem sie unsere Stimmung, unser Gewicht und damit unsere allgemeine Abwehrlage mitbestimmen. Auf ihre Arbeit mit sogenannten Probiotika Einfluss zu nehmen ist immer populärer geworden. Im Übrigen empfehle ich selbst schon seit Jahrzehnten eine naturheilkundliche Variante in Gestalt des naturheilkundlichen *Rechtsregulat*, einer kaskaden-fermentierten Spezialnahrung für die »MitarbeiterInnen« der Darmflora. Die natürlichen Killerzellen – unentbehrlich im Kampf gegen Viren – werden dadurch in ihrer Wirkung gefördert, wie Studien belegen.

5. Silent inflammation löschen. Wir wissen heute zweifelsfrei, dass bei vielen großen Krankheitsbildern wie Herzinfarkt, Krebs und Alzheimer sogenannte »stille Infektionen« eine bedeutsame Rolle spielen. Das bedeutet, vor sich hin schwelende, chronische Entzündungsherde binden Kräfte des Immunsystems und schwächen es dadurch. Auch hier benötigte die Schulmedizin viel zu lange, dies überhaupt wahrhaben zu wollen. Der Verdacht liegt nahe, dass auch hier ein Tabu im Spiel war und

noch ist: Liegt die Ursache dieser immer noch zunehmenden Gefahr für unsere Gesundheit doch letztlich in der wachsenden Konfliktträchtigkeit unseres Alltags und sich verschlechternden Ernährungsbedingungen, trotz materiellen Überflusses.

Wissenschaftlich bewiesen ist: Seit Kühe kaum noch Gras bekommen, sondern Kraftfutter, nimmt sowohl in ihrer Milch als auch ihrem Fleisch der Anteil an entzündungsverursachenden Omega-6-Fettsäuren dramatisch zu und der an entzündungsmindernden Omega-3-Fettsäuren dementsprechend ab. Ähnliches gilt für die meisten Schlachttiere aus Massentierhaltung.

Wir bräuchten folglich heute kollektiv mehr Omega-3 und insbesondere DHA und EPA. Omega-3 ist im Fleisch von Fischen aus kalten Gewässern zu finden, was natürlich aber dem *Peacefood*-Gedanken widerspricht. Für Veganer findet es sich in Leinsaat und -öl, in Walnüssen und Hanf(öl). Da die Umwandlungsraten in die entscheidenden Omega-3-Fettsäuren DHA und EPA sehr bescheiden sind und ein Mensch kaum ausreichende Mengen an Leinsaat und Walnüssen essen kann, nehme ich persönlich ein Algenmittel ein. Denn glücklicherweise bilden auch Algen diese entzündungsmindernden Komponenten. Das empfehle ich fast so dringend wie die absolut zwingende Einnahme von Vitamin B12 in Form des in jedem Fall resorbierbaren Methylcobalmins, wie in der kleinen roten Pille Amorex. Als Omega-3-Quelle nehme ich persönlich Take me Omega-3, EPA, DHA.

6. Zum bei uns erst kürzlich bekannt gewordene Waldbaden gibt es japanische Studien, die eine ganz erstaunliche Vermehrung der natürlichen Killerzellen durch Aufenthalte im Wald belegen. Wie erwähnt sind diese Killerzellen entscheidend in der Auseinandersetzung mit Viren.

Der österreichische Biologe Clemens Arvay hat die Studien in seinem Buch *Biophilia* einer breiten Öffentlichkeit zugänglich gemacht.

7. Das Gewürz und Heilmittel der indisch-ayurvedischen Medizin **Kukurma** ist so gründlich wissenschaftlich untersucht, dass hier der Hinweis auf seine entzündungshemmende, abwehrsteigernde Potenz genügen mag. Es ist ein exzellentes als Beispiel für zahlreiche Mittel, die Mutter Natur uns schenkt, um unser Immunsystem zu stärken.

8. Ein zentraler Punkt, der weiter oben schon anklang, ist die Reduzierung nicht nur spezieller Ängste, sondern der geradezu epidemisch grassierenden allgemeinen Lebensangst. Ängste unterdrücken das Immunsystem nachweislich und schaden enorm. Womit wir zu einem brisanten Thema kommen: Die von offiziellen Organen der Gesundheitsvorsorge und Politik regelmäßig ausgerufenen Pandemien – von der Vogel- über die Schweine- nun zur Fledermaus-Grippe, in diesem Fall »Corona« oder Covid-19 genannt – dienen, ob gewollt oder nicht, als potenteste Panik-Macher. Panik ist akuteste Angst, und Angst verursacht Unterdrückung der Abwehrkräfte. Tiefenpsychologisch gesehen, fallen die Medien dem »Schat-

tenprinzip« zum Opfer: Während sie vorgeben, etwas dagegen zu tun, dass Epidemien sich zu Pandemien auswachsen, fördern sie diese – ob bewusst oder unbewusst – in Wahrheit noch. Dass Angst die Immunlage verschlechtert, hat die Psychoneuroimmunologie längst und mehrfach nachgewiesen. Die Reduzierung von Angst und die Ermöglichung eines angstfreien Lebens ist somit aktive Immunstärkung. Neben dem vorliegenden kann auch das Buch *Angstfrei leben* dazu beitragen – zudem natürlich ganz prinzipiell ein Verständnis für die Spielregeln des Lebens, wie ich es in *Schicksalsgesetze* und *Schattenprinzip* vermittle.

9. Auch für die von Jon Kabat-Zinn populär gemachte Achtsamkeits- oder Mindfulness-Meditation gibt es wissenschaftliche Belege nicht nur bezüglich ihrer allgemein gesundheitsfördernden Wirkung, sondern auch im Hinblick speziell auf eine spürbare Abwehrverbesserung. Ebendies hat in der westlichen Hemisphäre ihren beeindruckenden Durchbruch wohl erst ermöglicht.

10. Die segensreiche Wirkung der Naturmedizin aus allen Teilen der Welt wird von der Meinungsführerschaft in Medien, Politik und Schulmedizin nur zu oft bestritten. Dort herrscht demgegenüber nach wie vor eine geradezu feindselige Abwehrhaltung vor. Wir sollten uns nicht davon irritieren lassen.

> Ich appelliere an alle Schulmediziner, die überreichlichen wissenschaftlichen Belege endlich zur Kenntnis zu nehmen: Es geht um das einzig tatsächlich Wirksame, was wir für nachhaltigen Immunschutz an Hilfen zur Verfügung haben – auch und gerade dann, wenn akute Infektionsgefahr besteht, während der pandemischen Ausbreitung einer Infektion wie etwa mit dem Corona-Virus. Diesen Schatz seit Jahrzehnten, ja sogar Jahrhunderten ignoriert zu haben ist der Schatten der Schulmedizin. Diese hat sich so willig vor den Karren der Pharmaindustrie spannen lassen, dass sie lange nichts anderes mehr sehen wollte. Es ist endlich Zeit für den Wandel. Unsere heutige Welt verlangt dringender denn ja nach Immunstärkung!

Alles, was sich zur Abwehrsteigerung und zum Aufbau eines vitalen Immunsystems nutzen lässt, ist für uns hilfreich und notwendig. *Not-wendig* in Zeiten pandemischer Infektionsgefahren gar in sehr wörtlichem Sinn, denn ohne die Wende in unseren Köpfen wird auch der gesundheitliche Notstand nicht abzuwenden sein. Auch für mich, als bekanntem Kritiker schulmedizinischer Einseitigkeiten und Übertreibungen, hat es sich in all den Jahren stets bewährt, wissenschaftliche Studien wahr- und wichtig zu nehmen. Ich bin durchaus ein Anhänger evidenzbasierter Medizin. Wogegen ich mich allerdings immer gewehrt habe und auch weiter wehren werde, ist die eminenzblasierte Medizin, wie sie im Schlepptau der Pharmaindustrie dümpelt. Mehr dazu in *Krebs – Wachstum auf Abwegen*.

WISSENSCHAFTLICHE STUDIEN ZUR NATURMEDIZINISCHEN IMMUNSTIMULIERUNG

Um aufzuzeigen, wie reichhaltig mittlerweile das wissenschaftliche Beweismaterial ist, folgt eine Aufstellung relevanter internationaler Studien. Mir ist durchaus bewusst, dass sich das Interesse der Mehrheit meiner LeserInnen an wissenschaftlichen Studien in Grenzen hält. Wer sich damit nicht befassen will, mag die folgenden Seiten also einfach überspringen. Die Fachwelt aber kann sich anhand der Aufstellung davon überzeugen, dass es nun wirklich nicht an Beweisen und Belegen fehlt.

Heilkräftige, immunstärkende und vitaminreiche Beeren

Vorbemerkung: Zu den besten abwehrsteigernden Beeren gehören Heidelbeere, Schisandra, Baobab, Aronia, Camu, Cranberry, Goji, Acai. Sie alle enthalten in hochkonzentrierter Form natürliches Vitamin C, Antioxidantien, Polyphenole, Bioflavinoide und auch Zink (enthalten z. B. in *Ethno Immunkraft*, einem meiner Meinung nach empfehlenswerten Mittel, um die Abwehrkraft zu steigern → www.ethnomed24.de).

Aronia melanocarpa – Schwarze Apfelbeere: Immunomodulating Activity of Aronia melanocarpa Polyphenols – Giang T. T. Ho et al. – Int. J. Mol. Sci. 2014, 15 (7), 11626–11636; doi: 10.3390/ijms150711626 https://www.ncbi.nlm.nih.gov/pmc/articles/PMC41 39804/

Vaccinium macrocarpon – Cranberry: Cranberry bioactives activate innate immune cells in absence of acute inflammatory response – Rebecca Creasy et al. – April 2011 – The FASEB Journal – vol. 25 no. 1 Supplement 784.15

A randomized trial to evaluate effectiveness and cost effectiveness of naturopathic cranberry products as prophylaxis against urinary tract infection in women – Stothers L. – Can J. Urol. 2002 Jun; 9 (3): 1558–62 – PMID: 12121581

Cranberry bioactives activate innate immune cells in absence of acute inflammatory response – Rebecca Creasy et al. – April 2011 – The FASEB Journal – vol. 25 no. 1 Supplement 784.15 https://plantsforhumanhealth.ncsu.edu/word press/wp-content/uploads/201 7/09/1d_Resources.pdf

Lycium barbarum – Goji: Immunomodulation and antitumor activity by a polysaccharide-protein complex from Lycium barbarum – Gan L. et al. – Int Immunopharmacol. 2004 Apr; 4 (4): 563-9 – PMID: 15099534 – DOI: 10.1016/j.intimp.2004.01.023 https://www.ncbi.nlm.nih.gov/pubmed/15099534

Neuroprotective effects of Lycium barbarum Lynn on protecting retinal ganglion cells in an ocular hypertension model of glaucoma – Chan H. C. et al. – Exp Neurol. 2007 Jan; 203 (1): 269-73. Epub 2006 Oct 11 – PMID: 17045262 DOI: 10.1016/ j.expneurol. 2006. 05.031

Malpighia glabra – Acerola: Protective effects of acerola juice on genotoxicity induced by iron in vivo – Horta R. N. et al. – Genet Mol Biol. 2016 Mar; 39 (1): 122–8. – doi: 10.1590/1678-4685-GMB-2015-0157 – PMID: 27007905 PMCID: MC4807388

Myrciaria dubia – Camu-Camu: Selective cytotoxicity of betulinic acid on tumor cell lines, but not on normal cells – Valentina Zuco et al. – Cancer Letters, Volume 175, Issue 1, 10 January 2002, pages 17–25 – doi: 10.1016/S0304-3835(01)00718-2

Tropical fruit camu-camu (Myrciaria dubia) has anti-oxidative and anti-inflammatory properties – Inoue T. et al. – J Cardiol. 2008 Oct; 52 (2): 127-32. doi: 10. 1016/j.jjcc.2008.06.004. Epub 2008 Jul 29 – PMID: 18922386

Adansonia digitata – Baobab: Anti-inflammatory, analgesic and antipyretic effects of the fruit pulp of Adansonia digitate – A Ramadan et al. – European Journal of Medicinal Plants – 5(4): 341–348, 2015, Article no.EJMP.2015.033 ISSN: 2231-0894 – Doi: 10. 9734/ EJMP/2015/13888

Vaccinium myrtillus – Heidelbeere: Absorption and metabolism of anthocyanins in elderly women after consumption of elderberry or blueberry – Wu X et al., J. Nutr. 2002 Jul; 132 (7): 1865–71. – PMID: 12097661

Euterpe oleracea – Acai: Effects of supplementation with acai (Euterpe oleracea Mart.) berry-based juice blend on the blood antioxidant defence capacity and lipid profile in junior hurdlers. A pilot study – Sadowska-Krępa E et al. – Biol Sport. 2015 Jun; 32 (2): 161–8. doi: 10.5604/20831862.1144419. Epub 2015 Mar 15 – PMID: 26060341

Heilkräftige Enzyme

Vorbemerkung: Zu den wichtigsten zählen Papain (Papaya), Bromelain (Ananas), Ficin (Feige), OPC (Traubenkerne), Quercitin (Guave) (enthalten z. B. in Ethno Enzymkraft und Ethno OPC Kraft; bei www.ethnomed24.de).

Papain: Vitalstoff- und enzymreiche Lebensmittel zur Gesundheitsprophylaxe in Erfahrungsheilkunde – Simonsohn, B. – Band 48, 10/99, Haug Verlag Heidelberg, S. 621–630
Use and effectiveness of papain in the wound healing process: a systematic review – Leite A. P. et al. – Rev Gaucha Enferm. 2012 Sep; 33 (3): 198-207 – PMID: 23405827

Papain: (→ www.evolution24.at):
http://citeseerx.ist.psu.edu/viewdoc/download? – doi: 10.1.1.1014.7775&rep=rep1&type=pdf

OPC: Free radicals and grape seed proanthocyanidin extract: importance in human health and disease prevention – Debasis Bagchi et al. – Toxicology – Volume 148, Issues 2–3, 7 August 2000, pages 187–197 – doi: 10.1016/S0300-483X(00)00210-9
Procyanidins and their healthy protective effects against type 2 diabetes. – Gonzalez-Abuin N. et al. – Current medicinal chemistry. 2015; 22 (1): 39–50. PubMed PMID: 25245512

Quercetin: Protective Effects of Quercetin and Vitamin C against Oxidative Stress-Induced Neurodegeneration – Ho Jin Heo and Chang Yong Lee – J. Agric. Food Chem.,

2004, 52 (25), pp 7514–7517 – DOI: 10.1021/jf049243r

Multitargeted cancer prevention by quercetin – Akira Murakami – Cancer Letters – Volume 269, Issue 2, 8 October 2008, pages 315–325 – Natural Products Special Issue – doi: 10.1016/j.canlet.2008.03.046

Ficin: Drogen mit enzymatischer Wirkung – Heilpflanzenpraxis heute: Band 2 Rezepturen und Anwendung – Siegfried Bäumler – S. 79 – ISBN-10: 3437572733 – ISBN-13: 9783437572739

Bromelain (enthalten in *Enzym Komplex* → www.evolution24.at) moduliert die Immunantworten von T-Zellen und B-Zellen in vitro und in vivo.
https://www.ncbi.nlm.nih.gov/pubmed/11485354
https://www.ncbi.nlm.nih.gov/pubmed/11485354
https://www.ncbi.nlm.nih.gov/pmc/articles/PMC4998156/

Heilkräftige und abwehrsteigernde Wurzeln

Vorbemerkung: Zu den wirksamsten Wurzeln zählen Ginseng, Ingwer, Astragalus, Ashwagandha, Eleuterococcus, Engelwurz, Rodiola, Macca, Süßholzwurzel (enthalten z. B. in → Ethno Wurzelkomplex) sowie Kurkuma, Zimt, Chayennepfeffer und Schwarzkümmel (enthalten in z. B. Ethno Innere Wärme → www.ethnomed24.de.

Astragalus membranaceus – Chinesischer Tragant: A study on the immune receptors for polysaccharides from the roots of Astragalus membranaceus, a Chinese medicinal herb Original Research Article – Biochemical and Biophysical Research Communications, Volume 320, Issue 4, 6 August 2004, pages 1103–1111 – Bao-Mei Shao et al.
In vitro and in vivo anti-tumor effects of Astragalus membranaceus – William C. S. Cho, Kwok N. Leung – Cancer Letters, July 8, 2007, Volume 252, Issue 1, pages 43–54 – http://dx.doi.org/10.1016/j.canlet.2006.12.001

Angelica sinensis – Chinesische Engelwurz: The Antitumor Effects of Angelica sinensis on Malignant Brain Tumors In vitro and In vivo – Nu-Man Tsai et al. – DOI: 10.1158/1078-0432.CCR-04-1827 – Published 1 May 2005

Panax ginseng – Ginseng: In vitro effects of echinacea and ginseng on natural killer and antibody-dependent cell cytotoxicity in healthy subjects and chronic fatigue syndrome or acquired immunodeficiency syndrome patients – Darryl M. See et al. – Immunopharmacology – Volume 35, Issue 3, January 1997, pages 229–235
Antistress and antifatigue properties of Panax ginseng: comparison with piracetam. – Banerjee U., Izquierdo J. A. – Acta Physiologica Latino Americana [1982, 32 (4): 277–285] – (PMID: 6892267) Jong Seok Lee, Hye Suk Hwang, Eun-Ju Ko, Yu-Na Lee, Young-Man Kwon, Min-Chul Kim, Sang-Moo Kang. Immunomodulatory Activity of Red Ginseng against Influenza A Virus Infection. Nutrients. 2014 Feb; 6 (2): 517–529. Published online 2014 Jan 27 – doi: 10.3390/nu 6020517
Roter Ginseng stärkt das Immunsystem. Wurzelextrakt zeigte sich im Laborversuch erfolgreich gegen Grippeviren. Carstens-Stiftung, 02.10.2014
Eleutherococcus senticosus: Antiviral activity of an extract derived from roots of Eleutherococcus senticosus. – B. Glatthaar-Saalmüller et al. – Antiviral Research. Band 50, Nummer 3, Juni 2001, S. 223–228, ISSN: 0166-3542. PMID: 11397509
Withania somnifera – Ashwagandha: Withania somnifera improves semen quality by regulating reproductive hormone levels and oxidative stress in seminal plasma of infertile males – Ahmad M. K. et al. – Fertil Steril. 2010 Aug; 94(3): 989–96 – doi: 0.1016/j.fertnstert.2009.04.046. Epub 2009 Jun 6
Glycyrrhiza glabra – Ural-Süßholzwurzel: Glycyrrhizin and Morroniside Stimulate Mucin Secretion from Cultured Airway Epithelial Cells – Heo H. J. et al. – Korean J Physiol Pharmacol. 2006 Dec; 10 (6): 317-321
Zingiber officinale – Ingwer: Analgesic and anti-inflammatory activities of [6]-gingerol – Haw-Yaw Young et al. – Journal of Ethnopharmacology – Volume 96, Issues 1–2, 4 January 2005, pages 207–210 – doi: 10. 1016/j.jep.2004.09.009
Gingerol Synergizes the Cytotoxic Effects of Doxorubicin

against Liver Cancer Cells and Protects from Its Vascular Toxicity – Al-Abbasi FA et al. – Molecules. 2016 Jul 8; 21(7) – pii: E886. doi: 10.3390/molecules21070886 – PMID: 27399668

Rhodiola rosea – Rosenwurz: Rhodiola rosea in stress induced fatigue — A double blind cross-over study of a standardized extract SHR-5 with a repeated low-dose regimen on the mental performance of healthy physicians during night duty – V. Darbinyan et al. – doi: 10.1016/S0944-7113(00)80055-0

Lepidium meyenii – Maca: Traditional Plant Aphrodisiacs and Male Sexual Dysfunction – Phytotherapy Research, Volume 28, Issue 6, pages 831–835, June 2014 – Anthony J Bella, Rany Shamloul – Version of Record online: 29 OCT 2013 – DOI: 10.1002/ptr. 5074

Curcuma: Enthalten in *Curcuma Extrakt 95%* → www.evolution24.at
Studie zur Stärkung des Immunsystems durch Curcuma: https://www.ncbi.nlm.nih.gov/pmc/articles/PMC 6278270/
Antioxidative und entzündungshemmende Eigenschaften von Curcumin: https://www.ncbi.nlm.nih.gov/pubmed/175 69207
Pharmakokinetik und Pharmakodynamik von Curcumin: https://www.ncbi.nlm.nih.gov/pubmed/17569 224
Zu Curkuma allein existieren über 8000 wissenschaftliche Studien, deren überwiegende Anzahl abwehrsteigernde Wirkung belegt.

Immunstimulierende Sprossen und Samen

Vorbemerkung: Zu den besten Sprossen und Samen zählen Kapuzinerkresse, Meerrettich, Senfsamen, Brokkoliesprossen (enthalten z. B. in *Ethno Onko Komplex* → www.ethnomed24.de.

Kapuzinerkresse und Meerrettich: Goos K. H., Albrecht U., Schneider B. Wirksamkeit und Verträglichkeit eines pflanzlichen Arzneimittels mit Kapuzinerkressenkraut und Meerrettich bei akuter Sinusitis, akuter Bronchitis und akuter

Blasenentzündung im Vergleich zu anderen Therapien unter den Bedingungen der täglichen Praxis. Ergebnisse einer prospektiven Kohortenstudie. Arzneimittelforschung 2006; 56 (3): 249–257 – DOI: 10.1055/s-0031-1296717
Goos K. H., Albrecht U., Schneider B. Aktuelle Untersuchungen zur Wirksamkeit und Verträglichkeit eines pflanzlichen Arzneimittels mit Kapuzinerkressenkraut und Meerrettich bei akuter Sinusitis, akuter Bronchitis und akuter Blasenentzündung bei Kindern im Vergleich zu anderen Antibiotika. Arzneimittelforschung 2007; 57 (4): 238–246 – DOI: 10.1055/s- 0031-1296611

Heilpilze

Vorbemerkung: Zu den besten Heilpilzen gehören Reishi, Cordyseps, Shiitake, Maitake, Stachelbart (enthalten z. B. in Ethno Pilzkraft, bei www.ethnomed24.de).
Ganoderma lucidum – Reishi: Antioxidant and Antitumor Activity of Ganoderma lucidum (Curt.: Fr.) P. Karst. – Reishi (Aphyllophoromycetideae) from South India – Susan Jones et al. International Journal of Medicinal Mushrooms – DOI: 10.1615/IntJMedMushr.v2.i3
Anti-Inflammatory and Anti-Tumor-Promoting Effects of Triterpene Acids and Sterols from the Fungus Ganoderma lucidum – Toshihiro Akihisa et al. – Chemistry & Biodiversity, Volume 4, Issue 2, February 2007, pages 224–231, DOI: 10.1002/ cbdv.2007 90027
Cordyceps sinensis – Raupenpilz: Upregulation of steroidogenic enzymes and ovarian 17beta-estradiol in human granulosa-lutein cells by Cordyceps sinensis mycelium. – Huang B. M. et al. – Biol. Reprod. 2004; 70 (5): 1358–64
Lentinus edodes – Shiitake: Antitumor and metastasis-inhibitory activities of lentinan as an immunomodulator: an overview – Chihara G. et al. – Cancer Detection and Prevention. Supplement: Official Publication of the International Society for Preventive Oncology, Inc [1987, 1: 423-443] – PMID: 3319150

An examination of antibacterial and antifungal properties of constituents of Shiitake (Lentinula edodes) and Oyster (Pleurotus ostreatus) mushrooms – Rachel Hearst et al. – Complementary Therapies in Clinical Practice – Volume 15, Issue 1, February 2009, pages 5–7 – doi: 10.1016/j.ctcp.2008.10.002

Grifola frondosa – Maitake: Anti-diabetic Activity Present in the Fruit Body of Grifola frondosa (Maitake)– Keiko KUBO et al. – Biological and Pharmaceutical Bulletin, Vol. 17 (1994), No. 8, p 1106–1110 – http://doi.org/10.1248/bpb.17.1106

Hericium erinaceus – Igelstachelbart: Recovery from Schizophrenia with Bioactive Substances in Hericium erinaceum – Inanaga K – nt J Sch Cog Psychol S1: 003 – doi: 10.4172/2469-9837.S1-003

Reduction of depression and anxiety by 4 weeks Hericium erinaceus intake – Mayumi Nagano et al. – Biomedical Research – Vol. 31 (2010) No. 4, August P 231–237 – http://doi.org/10.2220/biomedres.31.231

Heilkräftige Algen

Vorbemerkung: Zu den besten Algen zählen Knotentang, Braunalgen, Rotalgen, Chlorella, Spirulina, AFA Algen und Wakame (enthalten z. B. in Ethno Algenkraft, bei www.ethnomed24.de).

Aphanizomenon flos-aquae – AFA-Alge: Pflanzenbiochemie. – Hans-Werner Heldt, Birgit Piechulla – Spektrum Akademischer Verlag; 4. Auflage 2008; ISBN 978-3-8274-1961-3; S. 63

Antioxidant properties of a novel phycocyanin extract from the blue-green alga Aphanizomenon flos-aquae – Serena Benedettiaet al. – Life Sciences – Volume 75, Issue 19, 24 September 2004, pages 2353– 2362 – oi:10.1016/j.lfs.2004.06.004

Spirulina: Activation of the human innate immune system by Spirulina: augmentation of interferon production and NK cytotoxicity by oral administration of hot water extract of

Spirulina platensis – Hirahashi T et al. – Int Immunopharmacol. 2002 Mar; 2 (4): 423–34 – PMID: 11962722

The effects of spirulina on allergic rhinitis – Cemal Cingi et al. – Rhinology – European Archives of Oto-Rhino-Laryngology – October 2008, Volume 265, Issue 10, pp 1219–1223

Ascophyllum nodosum – Knotentang: Low-level seaweed supplementation improves iodine status in iodine-insufficient women – Combet E. et al. – Br J Nutr. 2014, Sep 14; 112 (5): 753-61. doi: 10.1017/S00071 14514001573. Epub 2014 Jul 9 – PMID: 25006699

Undaria pinnatifida – Wakame: Identification of an antihypertensive peptide from peptic digest of wakame (Undaria pinnatifida) – Kunio Suetsuna et al. – The Journal of Nutritional Biochemistry – Volume 11, Issue 9, September 2000, pages 450–454 – http://dx.doi.org/10.1016/S0955-2863(00)00110-8

Chlorella: Identification of anti-lung cancer extract from Chlorella vulgaris C-C by antioxidant property using supercritical carbon dioxide extraction – Hui-Min Wang et al. – Process Biochemistry – Volume 45, Issue 12, December 2010, pages 1865–1872 – doi: 10. 1016/j.procbio.2010.05.023

Wesentliche Probiotika

Vorbemerkung: Zu den besten Mikrobiom-Boostern gehören Laktobazillen und Bifidobakterien; enthalten in z. B. *Ethno Darmkraft* → www.ethnomed24.de

Lactobacillus bulgaricus: Management of lactose maldigestion by consuming milk containing Lactobacilli – Lin M. L., Yen C., Chen S. – Dig. Dis. Sc. 43: 133–137, 1998

Lactobacillus rhamnosus: Lactobacillus GG in the prevention of gastrointestinal and respiratory tract infections in children who attend day care centers: a randomized, double-blind, placebocontrolled trial – Hojsak I. et al. – Clin Nutr. 2010 Jun; 29 (3): 312–6. doi: 10.1016/j. clnu. 2009.09.008. Epub 2009 Nov 5 – PMID: 19896252

Probiotics for treatment of acute diarrhoea in children: randomised clinical trial of five different preparations – Canani R. B. et al. – BMJ. 2007 Aug 18; 335(7615): 340. Epub 2007 Aug 9 – PMID: 17690340 PMCID: PMC1949444

Akkermansia muciniphila: Dao M. C., Everard A., Aron-Wisnewsky J. et al. (2016) Akkermansia muciniphila and improved metabolic health during a dietary intervention in obesity: relationship with gut microbiome richness and ecology. Gut. 65(3): 426–36. https://www.ncbi.nlm.nih.gov/pubmed/26100928

Lactobacillus casei: Systematic review of randomised controlled trials: probiotics for functional constipation – Chmielewska A. et al. – World J. Gastroenterol. 2010 Jan 7; 16(1): 69–75 – PMID: 20039451 PMCID: PMC2799919 Preventive effect of a Lactobacillus casei preparation on the recurrence of superficial bladder cancer in a double-blind trial. The BLP Study Group – Aso Y. et al. – Eur Urol. 1995; 27 (2): 104-9 – PMID: 7744150

Lactobacillus plantarum: Alteration of intestinal microflora is associated with reduction in abdominal bloating and pain in patients with irritable bowel syndrome – Nobaek S. et al. – Am J Gastroenterol. 2000 May; 95 (5): 1231-8 – PMID: 10811333 DOI: 10.1111/j.1572-0241.2000.02015.x

Lactobacillus salivarius: Improvement of periodontal condition by probiotics with Lactobacillus salivarius WB21: a randomized, double-blind, placebo-controlled study – Hidetoshi Shimauchi et al. – Journal of Clinical Periodontology – Volume 35, Issue 10 – October 2008 – pages 897–905 – DOI: 10.1111/j.1600-051X.2008.01306.x

Lactobacillus paracasei: Probiotics in the prevention of antibiotic-associated diarrhea in children: A metaanalysis of randomized controlled trials – Hania Szajewska et al. – The Journal of Pediatrics – Volume 149, Issue 3, September 2006, pages 367–372.e1 – doi: 10.1016/j.jpeds.2006.04.053

Bifidobacterium bifidum: The vaginal Bifidobacterium flora in women of reproductive age – Korshunov V. M. et al. – Zh Mikrobiol Epidemiol Immunobiol. 1999 Jul-Aug; (4):74–8 – PMID: 10852059

Probiotics used in human studies – Montrose D. C. et al. – J Clin Gastroenterol. 2005 Jul; 39 (6): 469-84 – PMID: 15942432

Bifidobacterium lactis: Acidified milk formula supplemented with bifidobacterium lactis: impact on infant diarrhea in residential care settings – Chouraqui JP – J Pediatr Gastroenterol Nutr. 2004 Mar; 38 (3): 288–92 – PMID: 15076628

Bifidobacterium infantis: Oral bacterial therapy promotes recovery from acute diarrhea in children – Lee M. C. et al. – Acta Paediatr Taiwan. 2001 Sep–Oct; 42 (5): 301-5 – PMID: 11729708

Bifidobacterium longum: Diet and chronic constipation. Benefits of oral supplementation with symbiotic zirfos (Bifidobacterium longum W11 + FOS Actilight) – Michele Amenta et al. – ACTA BIOMED 2006; 77: 157–162

Bifidobacterium breve: Is Bifidobacterium breve effective in the treatment of childhood constipation? Results from a pilot study – Tabbers M. M. et al. – Nutr J. 2011 Feb 23; 10:19 – doi: 10.1186/1475-2891-10-19 – PMID: 21345213 PMCID: MC3048518

Immunstärkende Kräuter der Traditionellen Chinesischen Medizin (TCM)

Vorbemerkung: Zu den besten TCM-Immun-Boostern gehören Goldglöckchen, Ackerminze, Ballonblume, Klette, Katzenminzkraft, Geißblattblütenextrakt; (enthalten z. B. in *Ethno TCM Forsythiae 10* → www.ethnomed24.de).

Forsythia suspense: Dietary values of Forsythia suspensa extract in Penaeus monodon under normal rearing and Vibrio parahaemolyticus 3HP (VP3HP) challenge conditions: Effect on growth, intestinal barrier function, immune response and immune related gene expression – PMID: 29454898 DOI: 10.1016/j.fsi. 2018. 02. 030 https://www.ncbi.nlm.nih.gov/pubed/29454898

Effect of Forsythiaside A on the RLRs Signaling Pathway in the Lungs of Mice Infected with the Influenza A Virus

FM1 Strain – PMID: 31757053 PMCID: PMC6930541 DOI: 10.3390/molecules24234219 https://www.ncbi.nlm.nih.gov/pubmed/31757053

Glycyrrhiza uralensis – Ural-Süßholzwurzel: Dietary Glycyrrhiza uralensis extracts supplementation elevated growth performance, immune responses and disease resistance against Flavobacterium columnare in yellow catfish (Pelteobagrus fulvidraco) – PMID: 31857222 DOI: 10.1016/j.fsi.2019.12.048 https://www.ncbi.nlm.nih.gov/pubmed/31857222

Spurenelemente

Zink (enthalten in *Zink Komplex* → bei www.evolution24.at): Dauer der Symptome und Plasma-Zytokinspiegel bei Patienten mit Erkältung, die mit Zinkacetat behandelt wurden. Eine randomisierte, doppelblinde, placebokontrollierte Studie.
https://www.ncbi.nlm.nih.gov/pubmed/10929163
Das Immunsystem und die Auswirkungen von Zink während des Alterns.
https://www.ncbi.nlm.nih.gov/pubmed/19523191
Spurenelementspiegel bei Kindern mit atopischer Dermatitis: https://www.ncbi.nlm.nih.gov/pubmed/23101308

Vitamine

Vitamin C (enthalten in *Vitamin C forte 500* → www.Evolution24.at): Untersuchung der Evidenz für die Verwendung von Vitamin C bei der Prophylaxe und Behandlung von Erkältungen: https://www.ncbi.nlm.nih.gov/pubmed/19432914
Stärkung des Immunsystems und Schutz vor Erkältungen: https://www.tk.de/techniker/gesundheit-und- medizin/behandlungen-und-medizin/atemwegs-und- hno-erkrankungen/erkaeltungen-haelt-vitamin-c-gesund-2022858
Originallink zur Cochrane-Studie: https://www.coch ranelibrary.com/cdsr/doi/10.1002/14651858.CD000 980.pub4/full/de

Ascorbinsäure hemmt die Zunahme der Oxidationsanfälligkeit von Lipoproteinen niedriger Dichte (LDL) und den Anteil an elektronegativem LDL, der durch intensives aerobes Training induziert wird.
https://www.ncbi.nlm.nih.gov/pubmed/9710684
Wirkung von Vitamin C auf Erkältung – randomisierte, kontrollierte Studie: https://www.ncbi.nlm.nih.gov/pubmed/16118650

Vitamin D3 (enthalten in *Vitamin D3 2500 I.E* → www.Evolution24.at und in *Amorex*): Studien zur Stärkung des Immunsystems durch Vitamin D: https://www.ncbi.nlm.nih.gov/pmc/articles/PMC4880125/
https://www.ncbi.nlm.nih.gov/pubmed/31572402
https://vitamine-ratgeber.com/vitamin-d-staerkt-immunsystem-erste-studie-gold-standard/#fnref-1879-1
Holick, Michael F., et al., »Influence of Vitamin D Status and Vitamin D3 Supplementation on Genome Wide Expression of White Blood Cells: A Randomized Double-Blind Clinical Trial«, PLoS ONE, Epub published ahead of print.)
Höhere Vitamin-D-Konzentrationen im Serum sind bei Frauen mit einer längeren Leukozyten-Telomere verbunden: https://www.ncbi.nlm.nih.gov/pubmed/17991655
Vitamin D als Immunmodulator bei Multipler Sklerose: https://www.ncbi.nlm.nih.gov/pubmed/18177949

Aus der Volksmedizin

Propolis (enthalten in *Propolis Komplex* → www.evolution24.at): Zur antibakteriellen Wirkung: https://www.ncbi.nlm.nih.gov/pmc/articles/PMC1292560/
Propolis für die Immunabwehr und gegen Nebenwirkungen bei der Krebstherapie: https://www.sciencedirect.com/science/article/abs/pii/S105 0464811002026
https://www.worldscientific.com/doi/abs/10.1142/s0192415x05002886
https://www.sciencedirect.com/science/article/abs/pii/S0378874107002474

Propolis für die Wundheilung: https://www.hindawi.com/journals/ecam/2013/254017/
Zur antioxidativen Wirkung: http://www.fiitea.org/foundation/files/120g.pdf
Verschiedene Propolis-Studien: https://scholar.google.de/scholar?hl=de&as_sdt=0%2C5&as_vis=1&q=propolis+immune+system&oq=Propolis+immune

Grapefruitkernextrakt (enthalten in *Grapefruitkernextrakt forte 500* → www.evolution24.at):
Wirkung auf Immunsystem: https://www.grapefruitkernextrakt-ratgeber.info/docs/Grapefruitkernextrakt%20Studie3.pdf
http://www.kobashi.co.uk/pdfs/MRSA%20and%20essential%20oil.pdf
Antimikrobielle Aktivität von Grapefruitsamen und Ethanol Extrakt aus Fruchtfleisch: https://www.ncbi.nlm.nih.gov/pubmed/15610620
Wirksamkeit von verarbeitetem Grapefruitsamenextrakt als antibakterielles Mittel: https://www.ncbi.nlm.nih.gov/pubmed/12165191

Weihrauch, Boswellia (enthalten in *Super Weihrauch* und *Bio Weihrauch Creme* → www.evolution24.at):
Immunmodulatorische Aktivität von Boswelliasäuren (Pentacyclische Triterpensäuren) aus Boswellia serrata: https://onlinelibrary.wiley.com/doi/abs/10.1002/(SICI)1099-1573(199603)10:2%3C107::AID-PTR780%3E3.0.CO;2-3
Boswelliasäuren und ihre Rolle bei chronisch entzündlichen Erkrankungen: https://www.ncbi.nlm.nih.gov/pubmed/27671822
Mechanismen, die den entzündungshemmenden Wirkungen von Boswelliasäurederivaten bei experimenteller Kolitis zugrunde liegen: https://www.ncbi.nlm.nih.gov/pubmed/16423918
Auswirkungen von Boswellia-serrata-Gummiharz bei Patienten mit Asthma bronchiale: Ergebnisse einer doppelblinden, placebokontrollierten 6-wöchigen klinischen Studie: https://www.ncbi.nlm.nih.gov/pub med/9810030

OPC und Resveratrol (enthalten in *OPC Resveratol* sowie

Ginkgo OPC → www.evolution24.at:
Zellschutz mit Proanthocyanidinen aus Traubenkernen: https://www.ncbi.nlm.nih.gov/pubmed/12074978
Resveratrol-induzierte Zellinhibition von Wachstum und Apoptose in menschlichen MCF7-Brustkrebszellen ist mit der Modulation von phosphoryliertem Akt und Caspase-9 verbunden: https://www.researchgate.net/publication/6506607_Resveratrol-induced_Cell_Inhibition_of_Growth_and_Apoptosis_in_MCF7_Human_Breast_Cancer_Cells_Are_Associated_With_Modulation_of_Phosphorylated_Akt_and_Caspase-9
Stärkung des Immunsystems durch Traubenkernextrakt OPC: https://www.ncbi.nlm.nih.gov/pubmed/9875688
https://www.ncbi.nlm.nih.gov/pubmed/26854921
http://www.superfoodwissen.org/wp-content/uploads/2017/05/opc-traubenkernextrakt-studie.pdf
https://www.ncbi.nlm.nih.gov/pubmed/26935153
Proanthocyanidin aus Traubenkernen potenziert die Antitumoraktivität von Doxorubicin über einen immunmodulatorischen Mechanismus: https://www.ncbi.nlm.nih.gov/pubmed/15914329
Auswirkungen von Resveratrol auf Nervenfunktionen, oxidativen Stress und DNA-Fragmentierung bei experimenteller diabetischer Neuropathie: https://www.researchgate.net/publication/6515953_Effects_of_resveratrol_on_nerve_functions_oxidative_stress_and_DNA_fragmentation_in_experimental_diabetic_neuropathy
Resveratrol-induzierte Zellhemmung des Wachstums und der Apoptose in menschlichen MCF7-Brustkrebszellen: https://link.springer.com/article/10.1385/ABAB: 135:3:181

FASTEN – JUNGBRUNNEN FÜRS IMMUNSYSTEM

Erst kürzlich wurde der Japaner Professor Yoshinori Ohsumi mit dem Medizin-Nobelpreis für die wissenschaftliche Untersuchung der Autophagie geehrt. So nennt die Schulmedizin nun schamhaft das Fasten, nachdem sie so lange dagegen zu Felde gezogen war – natürlich immer im Namen der Wissenschaft.

Der Biologe Professor Valter Longo der University of California Los Angeles (UCLA), einer der renommiertesten Forschungsstätten in den USA, konnte belegen, wie sich bereits nach vier Fastentagen unser Immunsystem zu 40 Prozent regeneriert hat. Er kam vom Tierversuch her und fand dessen Ergebnisse beim Menschen prinzipiell bestätigt. Da seine Versuchstiere fastend auch besser mit Belastungen wie Chemotherapie fertigwurden, empfahl er es gerade auch bei Krankheitsbildern wie Krebs, wo das Immunsystem maximal gefordert ist. Die Ergebnisse sind ausgesprochen ermutigend wie in *Krebs – Wachstum auf Abwegen* beschrieben. Longo belegte, dass die Abwehrzellen der weißen Blutkörperchen zu Beginn des Fastens zahlenmäßig deutlich abnehmen, was er aber als Positivum interpretiert: als ein Ausmustern alter, verbrauchter und beschädigter Leukozyten. Denn die Abwehrkraft geht dadurch nicht etwa zurück. Im Gegenteil erhält sie schon bald einen Schub durch vermehrte Bildung neuer Leukozyten. Ihr Anteil am Blut steigt auf ein höheres Niveau, und eine deutliche Zunahme der Immunkraft ist zu beobachten.

Longo propagierte aufgrund dieser Studie das Fasten als Jungbrunnen und sprach von *panaceum*, ein Wort für Allheilmittel, die große Hoffnung der alten Medizin. Fasten kommt diesem Ideal tatsächlich verblüffend nahe. Für unser Immunsystem ist es ohne Zweifel ein veritabler Jungbrunnen, wie wir ihn uns besser nicht vorstellen können!

Erst 2012 sprach der Papst die weltweit verehrte mittelalterliche Mystikerin und Naturheilkundige Hildegard von Bingen heilig und ernannte sie zur Lehrerin der römisch-katholischen Kirche. Hildegard bevorzugte Fasten als Therapie und unterstützte es mit Naturheilmitteln. Nach ihren Erfahrungen konnte sie mit Fasten von den 35 ihr damals bekannten »Lastern oder Süchten«, wie sie Krankheitsbilder ohne Unterscheidung in Bezug auf körperliche, seelische oder geistig-spirituelle Ursachen nannte, immerhin 29 heilen. Nur fünf blieben unbeeinflusst, und ein Laster wurde verstärkt, nämlich die Hybris oder Arroganz. Vor der seien alle, die heute wieder das Fasten und eine neue, bessere Ernährung entdecken, somit auch unter Berufung auf Hildegard gewarnt! Tatsächlich wird man damit nicht automatisch ein besserer Mensch. Auf alle Fälle aber werden sich die Gesundheit und insbesondere die Abwehrlage spürbar verbessern.

Schon lange ist uns bekannt, dass Tiere im Winterschlaf, wenn sie währenddessen ja nicht (fr)essen, gegen alle möglichen Erreger immun sind. Hamster, die normalerweise sehr empfindlich auf TBC-Erreger reagieren, besprühte man im Winterschlaf mit entsprechenden Erregern: Sie blieben dennoch gesund!

Auch der Italiener Professor Mateo von der Universität Graz erforscht seit langem die Autophagie wissenschaftlich und bestätigt ihre verblüffend gesunde Wirkung.

Aus der Doku *Fasten und Heilen* erfahren wir, dass in Russland seit Jahrzehnten erfolgreich mit Fasten therapiert wird. Die russischen Kollegen berichten von Heilungserfolgen selbst bei schwersten psychiatrischen Krankheitsbildern. Tatsächlich liefert dieser französische Film mehr wissenschaftlich bestätigte Information als alle westliche pharmafinanzierte Forschung zusammengenommen. Natürlich will diese sich nicht noch selbst Konkurrenz heranzüchten. Wer, wie ich, dieses System seit über 40 Jahren kennt, weiß, dass dort Geschäftsinteressen vor den Gesundheitsbedürfnissen der Bevölkerung rangieren. Selbst das systemkonforme Mainstream-Medium *Süddeutsche Zeitung,* das regelmäßig gegen Komplementär-Medizin und alles Spirituelle hetzt, sprach kürzlich in Bezug auf die Pharmaindustrie von »obszöner Preisentwicklung«.

Als Fastenarzt weiß man dagegen nicht nur alle großen Religionsschöpfer von Christus über Buddha bis Mohammed hinter sich, sondern inzwischen auch eine ganze Reihe hochkarätiger Wissenschaftler. Zu nennen wäre hier noch Professor Mark Matson von der Johns Hopkins School of Medicine, ein Spezialist für neurodegenerative Erkrankungen wie MS, Parkinson und Alzheimer, der mit wissenschaftlichen Argumenten das Hohelied des Fastens und Kurzzeitfastens singt.

Modernes Fasten: die angenehmste und nachhaltigste Unterstützung für unseren Immunschützer Nummer eins, den Darm

Die Fasten-Methode hat sich im Lauf von über 30 Jahren, seit ich Fastende betreuen darf, enorm entwickelt. Ganz allgemein ist Fasten viel leichter und angenehmer geworden. So anstrengende Prozeduren wie »Glaubern« und die lange üblichen Einläufe werden heutzutage kaum noch angewendet. Modernes Fasten ist die angenehmste und nachhaltigste Unterstützung für unseren Immunschützer Nummer eins: den Darm. Die grünen Smoothies haben den früher fastentypischen Mundgeruch in Wohlgefallen und guten Geschmack aufgelöst. Außerdem erleichtern sie die früher so herausfordernden ersten drei Fastentage ungemein. Wir können die Darmflora, seit neuestem eben Mikrobiom, nachhaltig unterstützen und damit das Immunsystem fit machen.

Das breite, moderner Wissenschaft zu verdankende Wissen über die Stoffwechselabläufe beim Fasten nimmt den Menschen die Angst davor und unterstützt ihre Motivation. Es geht es den Fastenden heute und in den letzten 10 Jahren deutlich besser als in meinen früheren 30 Jahren als Fastenarzt. Einen großen Anteil daran haben die stimmungsunterstützenden Neurotransmitter-Vorstufen in der kleinen roten Pille Amorex, die ich als ideale Unterstützung empfehle. Das Wachstumshormon HGH wird beim Fasten ohnehin schon nach sechs Stunden vom Organismus selbst produziert und sorgt bei den inneren Aufräumprozessen auch für eine aufgeräumte Stimmung. Die kleine rote Pille baut auf Naturheilkunde auf, lässt sich leicht und ohne Wasser schlucken und bringt die Vorstufen des Wohlfühlhormons Serotonin 5-HTP sowie wichtige Ausgangsstoffe für das Belohnungs- und Glückshormon Dopamin ins Spiel des Lebens ein, neben wichtigen Vitaminen.

Kurzzeitfasten: Der Wochenend-Einstieg ins gesündere, abwehrstärkende Leben

Eine verblüffend einfache Methode, Immunkraft aufzubauen ist Intervall- oder Kurzzeitfasten. Ich lebe und liebe es, seit ich es kenne. Das sind nun an die 40 Jahre, und es geht mir ungleich besser damit als zuvor. Zudem spare ich viel Zeit durch die Reduktion auf zwei Mahlzeiten und natürlich auch Geld. Vor allem aber gewinnen wir dadurch so viel an Gesundheit auf so vielen Ebenen – vor allem im Hinblick auf unser Immunsystem! Es tut dem gesamten Organismus einfach gut, wenn er regelmäßig eine längere Pause bekommt. Das gilt auch und gerade, wenn wir eine vitale Immunkraft erwerben und erhalten wollen.

Alltägliche Fastenperioden lassen nämlich nicht nur den Verdauungstrakt zur Ruhe kommen, sondern auch weitgehend den übrigen Organismus. Wenn ich mich etwa zum Schreiben nach Zypern zurückziehe, vom Spätherbst über die Winterzeit, aber auch während Wochenseminaren lasse ich das frühe Frühstück weg, beginne stattdessen frühmorgens mit viel grünem Tee und habe dann erst zu Mittag mein Fastenbrechen, beziehungsweise break*fast*. Schon dieses angelsächsische Wort besagt, dass wir unserem Körper tägliche Fastenzeiten gönnen sollten und dass dies früher wohl auch üblich war. Aus *breakfast*, lässt sich – in Verbindung mit *lunch*, dem Mittagessen, auch *brunch* machen. Ein frühes Abendessen, so um 18 Uhr, verschafft mir damit eine tägliche Fastenperiode von 18 Stunden, bei einer Essensphase von 6 Stunden.

In Zeiten von Vortragsreisen allerdings nehme ich ein meist aus Früchten bestehendes Frühstück zu mir und verzichte dafür aufs Abendessen. Ausnahmen gibt es manchmal auch, sie bestätigen die Regel. Berge von Studien belegen die gesundheitlichen Vorteile des Kurzzeitfastens – viel wichtiger für mich persönlich aber ist: Ich spüre es immer und immer wieder, wie viel besser es mir tut, nur zwei – oder manchmal auch nur eine – Mahlzeit täglich zu mir zu nehmen statt der üblichen drei.

Das Wochenende bietet sich als bequemes Einstiegsfenster ins Kurzzeitfasten an, weil es nicht mit Disziplin losgeht, sondern mit Genuss. Nämlich damit, am Samstag einfach mal im Bett zu bleiben und sich zu gönnen, was Freude macht. Wem sonst nichts einfällt, der kann sich eine lange Meditation gönnen. Auch ein gutes Buch und/oder einen Film. Das wäre dann wie eine Matinee, und die Zeit bis zum mittäglichen Brunch wird wie im Fluge vergehen. Da gibt es dann keine besonderen Beschränkungen. Es empfiehlt sich nie, zu viel auf einmal von sich zu verlangen – auch und gerade nicht beim Einstieg in eine gesündere Lebensweise.

Ein frühes Abendessen beschließt die Essensperiode. Den Abend könnte ein Film versüßen. Das wäre sicher besser als ein Fernsehabend. Jede Stunde regelmäßigen Fernsehens erhöht – wissenschaftlich belegt nach dem deutschen Genetiker Michael Nehls – die Alzheimer-Wahrscheinlichkeit um 34 Prozent. Das heißt, die dreieinhalb täglichen Stunden Fernsehen des Durchschnittsdeutschen lassen dessen Zukunft doch als sehr eng erscheinen. Auch wenn es darüber (noch) keine Studie gibt, wird es auch dem Immunsystem schaden.

Aber ein guter, die Seele erhebender Film wird sogar das Gegenteil bewirken, nämlich Entspannung und Lebensfreude vermitteln und damit das Immunsystem stabilisieren. Über 100 solcher Filme werden in *Hollywood-Therapie – was Spielfilme über unsere Seele verraten* empfohlen.

Am Sonntagmorgen wieder genüsslich auszuschlafen und sich etwas besonders Schönes zu gönnen lässt gar keinen Gedanken an Essen aufkommen.

Am Montagmorgen geht es dann einfach weiter mit einer halben oder ganzen Stunde länger schlafen, je nachdem, wie lange das Frühstück früher dauerte. Eine gute Portion Tee oder Wasser ist rasch bereitet und getrunken. Die Arbeit wird an diesem Montagvormittag von Hunger ablenken, außerdem hat man nun schon zwei Tage Erfahrung und weiß, wie leicht und immer angenehmer diese nüchtern-wache Situation ist. Mit jedem Tag wird es leichter und wohltuender.

Wem das noch zu anspruchsvoll klingt, der kann auch ganz milde mit einem Intervall von 12:12 Stunden starten. Bei einem Frühstück um acht Uhr kann dann das Mittagsmahl wie immer und das Abendessen um 19 Uhr gegessen werden. Wichtig nur: danach gar nichts mehr und zwischendurch am besten auch keine Snacks! Selbst diese Minimalversion hat beweisbare Vorteile ergeben. Mit der Zeit lässt sich das Essensintervall noch wirksamer und kürzer gestalten.

Fasten-Wandern: Magische Mischung aus Natur und natürlicher Immunstärkung

Neben dem traditionellen Buchinger-Fasten, wie es bei uns in der Woche »Körper – Tempel der Seele« praktiziert wird, gibt es heute noch andere Spielarten für unterschiedliche Bedürfnisse. Fasten-Wandern fügt Bewegung im Sauerstoffgleichgewicht hinzu, was besonders günstig ist, um in Form zu kommen. Wer vor allem abnehmen und fit werden will, ist dabei optimal aufgehoben. Er kann sich täglich an Minestrone satt essen, wobei diese spezielle Suppe mehr Schein als Sein ist. Warum? Weil das Aufschließen der speziellen Gemüsesorten für den Organismus so aufwendig ist, dass er kaum mehr bekommt, als er beim Verdauen verbraucht. Auch wenn man das weiß – und ich mache bei unseren Fastenwander-Wochen in TamanGa keinen Hehl daraus –, wirkt dieser Trick. Der Organismus bleibt erstaunlich leistungsfähig und baut Fettgewebe ab, während er Muskeln aufbaut, um für die sich täglich steigernden Wanderungen fit zu werden. Das Ergebnis ist also deutlich besser, als es die Waage anzeigt, denn Muskeln sind schwerer als Fett. So entsteht durch Fasten und Bewegung eine zauberhafte Synergie, die sich noch steigert, wenn wir durch Wälder wandern. Dann gesellt sich als Drittes der gleichfalls die Abwehr steigernde Effekt des Waldbadens hinzu. Wer dann noch guter Stimmung ist, weil er sich von der magischen Mischung aus Natur und natürlicher Immunstärkung verzaubern lässt, hat sogar vier wesentliche Punkte auf der positiven Seite und schafft damit verblüffende Synergien. Er kann erleben, dass das Ganze wahrlich mehr ist als die Summe seiner Teile!

Fasten – Schweigen – Meditieren

Hier handelt es sich um eine Fastenzeit von neun Tagen mit dem Charakter eines an die Zen-Tradition angelehnten Exerzitiums. Dabei gibt es nur Tee und Wasser und einen kleinen Smoothie, ansonsten strenges Schweigen und Sitzmeditation. Während sich »donnernde Stille« in und um uns aufbaut, werden erstaunliche Dinge möglich. Meister Eckhart, der christliche Meister und Mystiker, sagte, in der Stille spricht Gott am deutlichsten zu uns. Das mag weit hergeholt klingen, aber in der Kombination der drei Säulen »Fasten – Schweigen – Meditieren« finden nicht wenige wieder Zugang zur ihrer inneren Stimme beziehungsweise dem Inneren Arzt oder der entsprechenden Heilerin.

Auch zum Zazen, der Sitz-Meditation, gibt es diverse Untersuchungen, die den Beitrag dieser Methode zum Erwerb eines ausgeglichenen, angstfreien Geistes betonen. Wie Angst unser Immunsystem schwächt, kann die Befreiung von Angst es stärken.

Weinfasten: Geschenk der Götter zur Stärkung von Körper, Geist und Seele

Die Bezeichnung »Weinfasten« ist möglicherweise irreführend. Wie beim Basenfasten geht es auch hier nicht etwa um Verzicht auf das, was im Namen steht. Während es sich bei unserer *Körper-Geist-Seelen-Detox*-Woche darum handelt, ausschließlich Basenkost zu sich zu nehmen, wird beim Weinfasten guter Biowein getrunken – natürlich in Maßen und in einer sehr besonderen Situation. Etwa am fünften Fastentag, vor einer Sitzung mit der Methode des »Verbundenen Atems«. Wer dann ein Viertel zu sich nimmt, wird bei den Atemübungen eine ausgesprochen beflügelnde Wirkung erfahren. So wird verständlich, warum in frühen Zeiten Wein als Geschenk der Götter galt. Gestützt aufs Fasten und eine er-atmete Überladung mit der Lebensenergie Prana wird eine veritable Serotonin- und Dopamin-Dusche erwirkt. Am Ende einer Fastenwoche lässt sich das besonders intensiv spüren, und das Erlebnis tiefster, nie gekannter Entspannung kommt in Reichweite, im Bunde mit höchster Glücks-Ekstase. Häufiger als bei jeder anderen mir bekannten Meditationsübung führt es auch zu Einheits-Erfahrungen.

Diese Methoden sind meines Wissens (noch) nicht wissenschaftlich untersucht, aber die alte Schroth-Kur, die wir nur mit edlerem Wein und den erwähnten modernen Fasten-Hilfen unterstützen, hat doch über viele Jahrzehnte Tradition auf Grund guter Heilungserfolge.

Auch wenn solche besonderen Seelenzustände die Wissenschaft leider noch nicht interessieren, sind sie doch so intensiv und real, dass ihre Tatsächlichkeit ebenso wie ihre Wirksamkeit auf der Immunstärkungs-Schiene nicht zu bezweifeln ist. Ich war nie mehr ich selbst als nach Sitzungen mit dem »Verbundenen Atem«.

Als Autor von *Schattenprinzip* kann ich schlechterdings nicht bezweifeln, dass Alkohol neben seiner problematischen auch eine lichte Seite haben muss. Da müssen wir gar nicht bis zum Dionysos-Kult der Antike zurückgehen. Auch bei uns wurde an den Schankstätten das Geschenk der Götter von Mönchen an die Armen ausgeschenkt. Sie bekamen in den Hospizen am Rhein eine gute Mahlzeit und einen halben Liter Wein. Erst als im letzten Jahrhundert die Tippelbrüder, Clochards und Sandler die Weinroute entlang des Rheins entdeckten, mussten die Klöster auch diesen Aspekt ihres gesellschaftlichen Beitrags beenden.

Online-Fasten: Eine wunderbare Möglichkeit gerade in Zeiten infektiöser Bedrohung

Haben wir nicht fast alle viel zu viel Stress? Könnten wir zwei freie Wochen zuhause nicht auch einfach genießen und selbst im Schlechten etwas Gutes finden? Statt sich in sozialer Isolation das Leben zur Angst-Hölle zu machen, kann man es doch auch als Retreat betrachten und etwas Himmlisches für Körper, Geist und

Seele tun. Während ich das schreibe, verbringe ich schon mehr als zwei Wochen freiwillig allein, und mir ist keinen Moment langweilig mit mir selbst und diesem Manuskript.

Die Wahrscheinlichkeit zu erkranken ist in Wahrheit geringer, als die allgemeine Stimmungslage glauben machen will. Aber selbst wenn, dann ist bei intakter Konstitution die Wahrscheinlichkeit groß, zur überwiegenden Mehrheit zu gehören, die gar keine oder nur milde grippeähnliche Symptome davonträgt. Es sollen nach derzeitigem Erkenntnisstand 84 Prozent sein! Und selbst wer zu den 16 Prozent gehört, die schon vorher erheblich krank waren und obendrein alt sind, wäre ein Rückzug auf sich selbst und die Schonung körperlicher Ressourcen doch nicht das Schlechteste. Es würde nicht nur die eigenen Chancen verbessern, der Infektion die Stirn zu bieten, sondern auch eine Chance sein, an der Grundkrankheit zu arbeiten.

Beim Online-Fasten bekommt man für einen Bruchteil des normalen Kursgeldes einen vollständigen Fasten-Kurs, was Vorträge und Fragerunden angeht. Die soziale Anbindung an die Gruppe stützt die psychische Verfassung, und die Supervision durch einen medizinisch versierten Seminarleiter gibt die Sicherheit, den Körper nicht zu überfordern. Ohnehin wird man nur bei mildem Verlauf einer Infektion überhaupt zuhause sein, und noch dazu allein.

Wir haben als Erste mit Online-Fastenkurse begonnen, verfügen von daher auch über die meisten Erfahrungen und stellen den Teilnehmern die ausführlichsten

Antwort-Sammlungen auf alle möglichen Fragen zur Verfügung. Im Grunde geht es um das gleiche Programm wie bei der regelmäßig in TamanGa – wenn nicht gerade ein staatliches Verbot dazwischenkommt – stattfindenden Fastenwoche »Körper – Tempel der Seele«. Jeden Abend gibt es eine Antwortrunde von ein bis anderthalb Stunden – so lange, bis alle Fragen des Tages geklärt sind. Chat-Gruppen bieten eine zusätzliche Möglichkeit des Austauschs. Von daher ist diese Art der Betreuung geradezu ideal, um die Reduktion von Sozialkonsum wegen Infektionsgefahr oder eigener Infektion nicht durch Zeittotschlagen zu überbrücken, sondern etwas nachhaltig Positives für die Gesundheit im Allgemeinen und wirksamen Immunschutz im Besonderen zu tun.

Idealgewichts-Challenge und Fasten fürs eigene Individualgewicht: Immunschutz für die hauptsächlichen Risikogruppen

Unser Online-Fastenprogramm ist Teil eines größeren Ganzen. Die Idealgewichts-Challenge, ein 4-Wochen-Paket, beginnt mit einer Detox-Woche für Körper, Geist und Seele. Darauf folgt das Online-Fasten und schließlich zwei Wochen Aufbauprogramm. Dieses verläuft in zwei Schienen, je nachdem, ob jemand weiter abnehmen oder zunehmen möchte. Auch für diesen intensiven Monat gilt: Das Ganze ist mehr als die Summe seiner Teile. Es ist natürlich auch ohne die Sondersituation »Sozialfasten« lohnend und gangbar. Noch immer staune ich beglückt, wie viele Menschen bei verlässlicher Begleitung diese Challenge anzunehmen bereit sind und sich ihrem *Individualgewicht* in Siebenmeilenstiefeln nähern. Wer sein *Individualgewicht* erreicht hat, verbessert seine Chancen im Hinblick auf eine verschärfte Infektionsgefahr erheblich. Menschen mit Übergewicht gehören bekanntlich zu jener Risikogruppe, die bei den üblichen Grippewellen für die schwereren Verläufe prädestiniert ist. Auch die drei anderen großen, hauptsächlichen Risikofaktoren für Infektionen – Bluthochdruck, Diabetes 2 und Rauchen – lassen sich ohne überflüssige Pfunde weit besser beherrschen als mit!

PFLANZLICH-VOLLWERTIGE KOST: KÖNIGSWEG ZU VITALITÄT UND LANGLEBIGKEIT

Man mache sich einmal bewusst: Der bei weitem überwiegende Teil aller von uns mit der heutigen Nahrung aufgenommenen Gifte stammt aus Tierprotein! Grundsätzlich aber sollten wir alles Giftige, Gefährliche und Schädliche weglassen, wenn uns wirklich an einem vitalen Immunsystem liegt. Sonst überlassen wir unsere Gesundheit den Wechselfällen der Immunsituation um uns herum, was in Zeiten erhöhter Infektionsgefahr fatal sein kann. Umso wichtiger ist es folglich, dass wir pflanzlich-vollwertig essen.

Ein veganer Lebensstil ist inzwischen hip, aber stylish allein reicht nicht! Wer weiter Weißmehl und -zucker isst, Kornschnaps und *Cornsyrup* (in Süßgetränken mit-)trinkt, wer Zigaretten und Zigarren raucht, der ist zwar noch im veganen, aber sicher nicht mehr im gesunden Bereich. Nur einen Schritt weiter, hin zu vollwertiger Biokost, sind wir schon bei *Peacefood*, meinem persönlichen Ernährungsvorschlag. Vegan und vollwertig: Das entlastet unser komplettes System und stärkt die Immunabwehr. An der neuen Volkskrankheit *silent inflammation* (chronische Entzündung; früher sprach man von »Herd«) beteiligen wir uns nicht mehr. Bei Kindern verschwinden Allergien fast immer, bei Erwachsenen sehr oft. Autoimmunerkrankungen bessern sich erst und verschwinden mit der Zeit nicht selten ganz – insbesondere, wenn die Psychosomatik mit berücksichtigt wird. Als medizinischer Indikator und verlässlicher Beleg dafür, dass die körpereigene Abwehr sich verbessert, gilt die Senkung des CRP-Wertes. Wenn dieser Entzündungsmarker unseres Körpers zurückgeht, dann heißt das: Es ist endlich Frieden zwischen uns und unserem Immunsystem. Es darf nun von ganz allein aufhören, gegen körpereigene Gewebe zu kämpfen, wie es bei Autoimmunerkrankungen wie Rheuma und Hashimoto der Fall ist. Chronische Herde sind Kriegsregionen im Körperinneren. Richtige Ernährung saniert den Kampfplatz und überzeugt die Körperabwehrkräfte, den geordneten Rückzug anzutreten. Fortan werden sie auf vermeintliche Bedrohungen von außen angemessen und nicht mehr überzogen, das heißt allergisch reagieren. Bei akuten infektiösen Herausforderungen wie Grippe und Covid-19 dagegen ermöglicht die neu gewonnene Immunstärkung die erforderliche entschiedene Reaktion. Selbst hochaggressive Erreger werden entweder schon an den Körpergrenzen abblitzen, oder wir werden mit Grenzüberschreitungen zumindest deutlich effektiver fertig.

Seit Professor Colin Campbell (vormals Cornell University) die wegweisende *China-Study* veröffentlichte, häufen sich die empirischen Belege für die staunenswerten Vorteile veganer Ernährung. Inzwischen tragen auch unsere Epidemiologen ihren Teil bei. Als gesündeste Bevölkerungsgruppe weltweit gelten die Adventisten in Südkalifornien um die Stadt Loma Linda herum. Dort werden – nach Prof. Claus Leitzmann (vormals Universität Gießen) die Frauen mit durchschnittlich 91 und die Männer mit 89 Jahren über zehn Jahre älter als der Durchschnitt der Gesamtbevölkerung in den USA. Adventisten leben auf Grund der Vorgaben ihres Religionsstifters schon immer pflanzlich-vollwertig.

Vom US-Chirurgen Caldwell Esselstyn MD stammt eine berühmte Interventionsstudie, mit empirischen Daten, die über einen Zeitraum von mehr als 30 Jahren hinweg erhoben wurden. Sie ergab, dass schwer herzkranke PatientInnen, die an Tierprotein nur einen Becher Joghurt zu sich nahmen, mehr als doppelt so lange überlebten wie solche, die normal amerikanisch weiteraßen. Aber diejenigen, die auch diesen einen Joghurtbecher noch wegließen, normalisierten ihre Lebenserwartung wieder. Bei ihnen öffneten sich sogar bereits verschlossene Herzkranzgefäße, wie Caldwell Esselstyn in Angiographien, also Aufnahmen dieser Coronarien zu verschiedenen Zeiten, zeigte. Dankenswerterweise stellte er mir einige dieser Bilder zur Verfügung.

Schon seit 50 Jahren Vegetarier, der nie Milch noch Eier wirklich mochte, esse ich seit guten zehn Jahren konsequent vegan und habe inzwischen viele Tausend Menschen dazu animiert, es auch zu tun. Da gilt es natürlich zu kontrollieren, ob *Lebens*mittel wirklich diesen Namen verdienen oder nicht versteckte *Tot*produkte wie Milch- oder Ei-Bestandteile enthalten. Eine Umstellung ist erforderlich – aber es lohnt sich! Ich habe überreichlich Gelegenheit, Menschen zu sehen, die in der Umstellung sind. Immer wieder bin ich verblüfft, wie rasch sich ein Körper erholt, einfach dadurch, dass sein Besitzer ihm Zumutungen wie Tierprotein erspart.

Meine PatientInnen mögen oft fast nicht glauben, wie leicht sie auf dieser Ernährungsbasis alte Leiden wie chronische Entzündungsherde, jahrelange Allergien, Autoimmunerkrankungen wieder loswurden, wie Arthrosen sich besserten, Gelenksprobleme sich quasi in Wohlgefallen auflösten und der Bewegungsapparat seine Geschmeidigkeit zurückgewann. Die Verbesserung der Abwehrkraft wird nochmals gesteigert, sobald sie sich zusätzlich dem Aggressionsthema stellen, das regelmäßig der Entzündungsproblematik zugrunde liegt. Ich darf ohne Übertreibung sagen: Alle Menschen, denen ich zu fleischlosem Essen riet, erlebten Besserungen und Heilungen. Das hat in mir die Gewissheit wachsen lassen, dass fleischlose Ernährung zu empfehlen – am allerbesten vegan – recht eigentlich ärztliche Pflicht ist.

Tatsächlich ist es ja ganz einfach mit dem Essen. Die Grundlage sollte sein, nichts Gefährliches, Giftiges und Schädliches zu sich zu nehmen. Ergo: kein Tierprotein.

Auch sollten wir Lebensenergie essen, das heißt möglichst viele Biophotonen, um einen Ausdruck von Professor Fritz-Albert Popp zu verwenden. Er konnte als Erster bei organischem Material eine Ausstrahlung von Licht messen. Deshalb wurde er stark angefeindet und seine Ergebnisse als »unwissenschaftlich« hingestellt; der Verdacht liegt nahe, weil die Lebensmittelkonzerne Naturgemäß außerstande sind, Frischkost voller Lebensenergie zu liefern. Dieses von Popp gemessene »Leuchten des Lebens« tritt in Lebensmitteln am intensivsten in frischen Wildkräutern auf, wie sie in den Smoothie gehören und wie sie auch natürlich lebende Wildtiere bevorzugen. An zweiter Stelle rangiert frische Biokost von nicht hybridisierten Pflanzen, wie es sie heute allerdings immer seltener gibt. Hybrid-Pflanzen haben größere Früchte, weil das Erbgut der DNS in ihren Zellkernen verklumpt. In den Doppelspiralen der DNS werden aber die Lichtteilchen gespeichert. Deswegen enthalten genmanipulierte Pflanzen auch kaum noch Licht und damit kaum noch Lebensenergie. Konventionell angebaute Gemüse und Früchte enthalten deutlich weniger Biophotonen als Biokost. Noch weniger Lebensenergie bietet Tiefkühlkost, und dies gilt auch, obwohl sie bei heute üblicher Verarbeitung noch alle Vitamine und sekundären Pflanzenstoffe enthält.

Weiter sollte unsere Nahrung neben Frische und Lebensenergie auch etwas vermitteln, das uns nach der Mahlzeit so angenehm wohlig sein lässt: Lebenswärme eben. Dass Ingwer und Pfeffer wärmen, spürt jede(r), dass auch der heißestes Pfefferminztee letztlich kühlt, ahnen immerhin noch einige und nutzen Wüstenvölker konsequent. Sie bevorzugen heißen Pfefferminztee mit viel Zucker. Die Minze kühlt, wie auch der Zucker, und die Hitze der Flüssigkeit lässt etwas schwitzen, so dass diese feine isolierende Schweißschicht auf der Haut entsteht: nur ein kleines Beispiel für volksmedizinische Weisheit, wie man sie überall auf der Welt noch antrifft.

»Biohacking«

Zweifellos trendig und cool, aber beileibe nicht nur das! An der Spitze der Ernährungs-Hierarchie lässt sich mit diesem modern-trickreichen Eingriff ins Essensregime noch weiter fürs Immunsystem punkten. Wir haben gesehen, wie Kurzzeitfasten uns das ebenso notwendige wie angenehme Wachstumshormon HGH in verstärktem Maß liefert. Das ebenfalls bereits erwähnte *Amorex* nun stärkt unsere Basis für die Produktion des Wohlfühlhormons Serotonin sowie des Belohnungs- und Glückshormons Dopamin. Nur zur Klarstellung: Die kleine rote Pille ist keine Droge, die man »einwirft«, um wünschenswerte innere Zustände herbeizuzaubern. Aber um die körpereigene Produktion bestimmter Neurotransmitter mit anzukurbeln, hat sie Potential. Natürlich gilt stets: Was uns aufbaut, ausgeglichen und glücklich macht, sind letztlich jene psychosozialen Situationen und Verhältnisse, denen unser innerstes Wünschen gilt. Wir müssen kein schlechtes Gewissen haben, wenn wir alles tun, um sie zu ermöglichen – solange wir im Rahmen dessen bleiben, was gesundheitlich förderlich oder zumindest unschädlich ist! Speziell um unsere Immunkraft zu stützen, dürfen wir uns auch gut und gern von naturheilkundlich basierten Mitteln unterstützen lassen. Es ist auch ein Stück Lebensqualität und tut Körper, Geist und Seele gleichermaßen gut, die naturgegebene Wirkung dieser Neurotransmitter voll bewusst erleben und genießen zu können.

Der ideale Einstieg in den Umstieg: Synergie von Fasten und Peacefood

Die beste Vorbereitung auf eine Kostumstellung in Richtung pflanzlich-vollwertig ist eine Fastenwoche zu Beginn. Beide Maßnahmen zusammengenommen stärken das Immunsystem signifikant. Ein vorgeschaltetes Fasten erbringt den weiteren Vorteil, alle möglichen Abhängigkeiten auf leichte Art und Weise zu lösen – egal, ob diese sich auf Zucker bezieht (der trotz des oben angeführten Beispiels natürlich nicht zur vollwertigen Kost gehört), ob auf Gluten oder andere Lektine, auf Milchprodukte oder Fleisch, Alkohol und/oder Nikotin. Sogar Heroin-Entzug fällt mit Fasten ungleich leichter als ohne. In meiner jahrzehntelangen Praxis habe ich nie ein Delirium tremens bei Alkoholentzug mit Fastenbegleitung erlebt!

In unserem Zusammenhang aber ist entscheidend, dass sich das Immunsystem beim Fasten geradezu jungbrunnenartig regeneriert. Bei einer sich anschließenden *Peacefood*-Kost lebt es erst recht zu voller Blüte auf! So unwahrscheinlich es klingen mag: Ich habe unter Anwendung dieser Kombination selbst chronische Autoimmunerkrankungen wie schweres Rheuma oder Hashimoto-Thyreoiditis sich sang- und klanglos verabschieden sehen.

Tatsächlich gibt es auch zu dieser Maßnahme noch eine Ausbaustufe, durch Vorschalten einer *Körper-Geist-Seelen-Detox*-Woche. Siehe dazu das Kapitel zur Idealgewicht-Challenge.

Darmsanierung – Fürsorge fürs Mikrobiom

Ob der Tod wirklich immer im Darm sitzt, ist und bleibt unbewiesen. Hippokrates hatte zumindest symbolisch allemal recht, ist doch der Dickdarm quasi das Totenreich im Körper: Hier sammelt sich das Überlebte und Abgelegte vor seiner endgültigen Ausscheidung. Die mit uns verbündeten Milliardenheere der Symbionten – das Wort bedeutet »die mit uns Zusammenlebenden« – sehen sich im Gedärm des Zivilisationsmenschen leider fast völlig entwaffnet. Dies vor allem durch Antibiotika-Orgien, dem Gegenpol von Symbiose als friedlichem Miteinander. Nachdem wir sie durch schlechte Ernährung ohnehin schon in die Krise gebracht haben, stoßen wir sie dann noch tiefer und weiter ins Elend. Mit jeder Tablette Antibiotikum töten wir Milliarden der bakteriellen MitarbeiterInnen unseres Immunsystems! Wenn wir dann noch auf halber Strecke mit den Antibiotika aufhören, weil es uns schon besser geht, bleiben höchstwahrscheinlich ein paar resistente Keime übrig. Sie haben die antibiotische Attacke überlebt und besetzen nun den durch den Ausfall der Symbionten frei geworden

Lebensraum. Auf diese Weise züchten wir in unserem Darm resistente Keime noch ungewollt heran. In Krankenhäusern geschieht das im großen Stil, in unvorstellbarem Maßstab aber in den Massentier-Zucht-Häusern, wo Tausende von Tieren von verantwortungslosen Veterinären, die das Zeug auch noch selbst verkaufen dürfen, unter Dauer-Antibiose gesetzt werden.

Hinzu kommen Massen an Konservierungsstoffen sowie Milchprodukte, deren Fetttröpfchen durch Zentrifugierung so klein zerschlagen wurden, dass sie die Darm-Blut-Schranke überwinden und dort für Entzündungen sorgen – was im Übrigen auch Gluten gern macht, und zwar bei weit mehr Menschen, als üblicherweise angenommen. Statt als Immun-Kommandozentrale in Körperland zu fungieren, streckt unser Darm die Waffen. Der normal Ernährte kann da noch froh sein, wenn dieser überhaupt noch freiwillig etwas ins Freie entlässt. Nur geht es in puncto Immunschutz nicht allein darum, was »hinten herauskommt«, sondern was innen drin geschieht.

Fasten und ballaststoffreiche, natürliche Ernährung wie beschrieben, lassen unsere Symbionten erst zur Ruhe und schließlich wieder zu Kräften kommen. Das ist Wiederbelebung des Immunsystems von der untersten Basis her! Weitere Aufbauhilfe ist möglich, wenn man beim Einkauf beachtet, dass fast alle Lebensmittel fermentiert besonders bekömmlich sind. Wer in diesem Sinne hochwirksame Aufbaukost für seine Bakterienheere zu sich nehmen will, kann zum vielfach (»kaskaden«-)fermentierten *Rechtsregulat* greifen. Es dämpft überschießende

Entzündungsbereitschaft und stärkt die Funktion natürlicher Killerzellen. Intrazelluläre Erreger wie Viren bilden in Zeiten erhöhter Infektionsgefahr eine besondere Herausforderung. Das immunregulierende Potential dieses naturheilkundlichen Produkts ist durch Untersuchungen der TU München und des Wissenschaftszentrum Freising-Weihenstephan belegt, aber vor allem auch durch eine prospektive, randomisierte und Placebo-kontrollierte Humanstudie, was die beste Studienform ist. (siehe Anhang)

Offenbar mögen unsere MitarbeiterInnen im Darm es sehr, wenn andere gutwillige Bakterien schon vorher im gleichen Sinne wie sie selbst an unserer Nahrung gearbeitet haben. Nichts anderes ist Fermentation, nämlich Vorverdauung! Indem auf Mehrfachfermentierung zurückgegriffen wird, kann es geschehen, dass selbst Allergiker ihre Allergene wieder vertragen. Meine Empfehlung: nach der Hälfte der Fastenzeit, wenn der Darm schon leer und gut vorbereitet ist, seinen Symbionten einen täglichen Esslöffel dieses besonderen Saftes zu gönnen. Bei schweren Dysbiosen und völlig aus dem Tritt gekommener Verdauung lassen sich im Anschluss ans Fasten noch spezielle gutartige und willige Symbionten – sogenannte Probiotika – einschleusen. Sie helfen beim Aufbau der Darmflora beziehungsweise des Mikrobioms. Zum Glück hat die naturheilkundliche Medizin inzwischen mehrere Varianten im Angebot. Natürlich ist solch eine Kur für die MitarbeiterInnen auf dieser tiefen Wirkungsebene, in der körperlichen Unterwelt gleichsam, auch ohne Fasten möglich. Wer seinen Darm auf diese Art entlastet und wiederbelebt, tut auf jeden Fall etwas sehr, sehr Gutes für sein Immunsystem.

WALDBADEN FÜR STEIGERUNG DER ANZAHL NATÜRLICHER KILLERZELLEN

Schon unsere Mutter hat mich als Ältesten mit den drei kleineren Geschwistern in den Wald geschickt. Weil das doch so gesund sei! Ob das auch für unsere Ausflüge galt, wo ich die drei auf meinem Rad, den Kleinsten vor mir im Korb, die Mittlere auf einem kleinen Sattel auf der Stange und die zweite Schwester hinten auf dem Gepäckträger hatte, steht dahin. Verkehrstechnisch ist das ohnehin längst verboten. Aber Wald ist noch erlaubt, wohl selbst bei weitgehender Quarantäne-Situation.

Inzwischen ist Mutters Verdacht, dass Wald gesund sei, wissenschaftlich erhärtet und mit handfesten Studien belegt. Sie belegen, dass jeder Aufenthalt im Wald die Zahl natürlicher Killerzellen unseres Immunsystems erhöht. Schon nach einer Stunde ist das Blutbild deutlich verbessert; ein Tag im Wald wirkt eine Woche, drei Tage einen Monat nach – wissenschaftlich gemessen und belegt. Diese Studien sind einfach durchzuführen: Man unterteilt Versuchspersonen in drei vergleichbare Gruppen, nimmt allen Blut ab, schickt die einen zum Sightseeing in die Stadt, die anderen in den Wald, und die dritte (Kontrollgruppe) macht nichts Besonderes. Nach einer Stunde wird wieder Blut abgenommen. In der Kontrollgruppe ist das Blutbild – wie zu erwarten – unverändert, in der Sightseeing-Gruppe dagegen regelmäßig leicht verschlechtert. Wir wissen ja, wie hart das Touristenleben ist … Die Waldgruppe aber weist in der Regel so deutliche Verbesserungen im Bereich des Abwehrsystems auf, dass es anfangs schwer zu glauben war.

Ich selbst musste angesichts dieser Ergebnisse erkennen: Es gibt sonst wohl nichts, was solch eine Verbesserung, solch einen Anstieg der Zahlen der natürlichen Killerzellen so rasch ermöglicht! Selbst bei Fasten und Ernährungsumstellung vergeht bis zu spürbaren Verbesserungen und deren Messbarkeit mehr Zeit. Natürlich hat man weitergeforscht und die von den Bäumen, aber auch vom Waldboden ausgesandten Terpene als Ursache ausgemacht. Tatsächlich wirken diese auch künstlich verabreicht, aber nicht annähernd so gut.

Es gibt sogar eine Studie, die belegt, wie der Ausblick auf unverbaute Natur im Gegensatz zu »blühenden« Industrielandschaften die Genesungszeit nach Operationen deutlich verkürzt. Rasche Genesungen sprechen für ein starkes Immunsystem. Wenn schon Betrachten von unbeschädigter Natur die Rekonvaleszenz so verkürzt, kann offenbar auch natürliche Schönheit unserem Abwehrsystem guttun. Persönlich erlebe ich das längst und suche mir zum Schreiben bevorzugt schöne Plätze mit Aussicht, wo ich zwischendurch immer wieder meinen Blick in die Weite und Ferne schweifen lassen kann.

BEWEGUNG, ERWÄRMUNG UND ABHÄRTUNG: ALTBEWÄHRTES GEGEN DEN IMMUNKOLLAPS

Sitzen sei das neue Rauchen, verkündet die WHO. Womit natürlich weiterhin klar bleibt, dass Rauchen extrem gesundheitsschädlich ist. Dies nicht nur für Lunge und Atmung, rein physiologisch gesehen. Deren beeinträchtigte Funktion enthält uns überdies die Aufnahme des Lebenselixiers Prana vor, das unverzichtbar für unsere psychische Gesundheit bis hin zur spirituellen Entwicklung ist. Da man begründete Warnungen der WHO nicht in den Wind schlagen sollte, ist also davon auszugehen, dass Sitzen – ebenso wie Rauchen – auch noch die Gefäße erheblich schädigt. Andersherum: Bewegung muss sehr gut für sie sein, dies übrigens wiederum nicht nur nach Meinung der WHO. Bewegung ist Übung für das gesamte Gefäßsystem und ganz sicher auch für unser Immunsystem. Es gilt: Wer regelmäßig geht, bei dem geht auch etwas (im Leben), und wer läuft, bei dem läuft etwas. In der Regel läuft er oder sie gleichsam den periodischen Erkältungs- und Grippewellen einfach davon.

So sollte man auch und gerade in der Extremsituation einer epidemischen oder gar pandemischen Lage nur dann auf Bewegung in frischer Luft verzichten, wenn man sich nicht mehr bewegen kann. Selbst bei strengster Quarantänestufe wird der Mangel an Bewegung die Situation enorm verschlechtern, wie natürlich auch die Angstmache. Leider funktionieren Synergien auch im negativen Sinn.

Doch gehen wir von der Normalsituation aus, etwa bei der Arbeit im Büro oder an der Werkbank. Stehen ist dann immer noch gesünder als Sitzen! Es hält uns fitter und von daher auch abwehrstärker. Auch meine Seminare bringen mir das immer wieder zu Bewusstsein. Bei vielen TeilnehmerInnen stehe ich dabei immer – den ganzen Tag. Ich verbrenne dabei deutlich mehr Kalorien, nehme folglich nicht so leicht zu. Wenn ich selbst sitze, dann im kleineren Kreis und prinzipiell nur bei Fasten-Wander-Wochen, wo wir sowieso die meiste Zeit in Bewegung sind. Bewegung verbessert mit der Durchblutung natürlich auch die Tätigkeit des Gehirns und tatsächlich aller Systeme unseres Organismus und selbstverständlich auch des Immunsystems.

Ganz allgemein und prinzipiell gilt: Bewegung macht fit und bringt auch unsere Abwehr in Form. An erster Stelle stehen die Vorteile fürs Herz-Kreislauf-System: Bewegung im sogenannten Sauerstoffgleichgewicht, also Ausdauerbewegung lässt uns tiefer atmen, aber nur so lange, wie auch Sprechen noch möglich ist. Sobald wir ins Hecheln kommen und »um Luft ringen«, verlassen wir das Sauerstoffgleichgewicht und nehmen gleichsam Schulden bei unserem Organismus auf. Schulden aber sind ungesund; jedenfalls seelisch, steuerlich mag es anders sein. Bewegungen, die folglich in Frage kommen, sind ausgerechnet diejenigen, die zwar oft Frauen, aber selten Männern Freude machen. Alle konkurrenz- und kampfbetonten Spiele wie Fuß-, Hand- und Volleyball, Tennis, Squash und (Eis-)Hockey, aber auch alpiner Skilauf kommen für unseren Zweck – Erholung und Stärkung der Immunkräfte – ehrlicherweise genauso wenig in Frage wie Golf und Reiten. Golf kommt bezüglich Herz-Kreislauf-Training knapp vor Nasenbohren, Reiten ist zwar ein guter Ausdauersport, aber nur für Pferde. Reiter, zu denen ich mich lange zählen durfte, sagen auch ganz ehrlich: »Ich muss jetzt mein Pferd mal wieder bewegen.« Nach dem Absteigen wäre das auch für sie selbst wieder notwendig.

Ideal für das Herz-Kreislauf-System, damit für Fitness und Immunschutz, ist der gute alte Skilanglauf in der Spur. Das moderne Skating ist schon wieder zu viel des dann nicht mehr Guten. Auch Nordic Walking ist sehr günstig, weil auch die Arme zum Einsatz kommen, jedenfalls bei richtiger Ausführung mit aus den langen Rückenmuskeln kommenden Bewegungsimpulsen, die dann auf die Arme übergreifen. Der »fliegende Schritt«, der sich auch so beflügelnd anfühlt, ist dessen Erfolgsgeheimnis. Nur zwei Stöcke vor sich herzutragen, reicht nicht! Dann wäre Waldlauf – neudeutsch Joggen – immer noch besser, vor allem mit »heavy hands«, kleinen Hanteln in den Händen, damit auch die Arme ihren Teil leisten. Je mehr Muskelgruppen zum Einsatz kommen, desto wirksamer. Insofern ist auch Schwimmen ideal, aber natürlich nur, wenn der Kopf mit untertauchen darf. Frisurschonendes Baden im Stil der englischen Königin ist auch gut, aber eben vor allem für die Frisur. Tanzen wäre noch gut, allein oder auch als Paar, wenn man nicht ständig zu lange Pausen macht. Die österreichische Version des L'amour-Hadschers bringt ähnlich wenig wie Stehblues. Natürlich ist Stehen aber wiederum besser als Sitzen. Fahrradfahren ist zwar am beliebtesten, aber gar nicht so wirksam, weil die ganze obere Extremität praktisch dauerhaft pausiert. Da bringt und bietet Waldlauf deutlich mehr, vor allem, wenn er wirklich im Wald stattfindet. Inlinern kommt noch in Betracht und auch Schlittschuhlaufen, am besten mit langen Kufen.

Fitness-Geräte empfehle ich weniger, weil sie doch selten im Wald stehen, ansonsten wären Rudern, Walken auf dem Laufband und der Stepper schon wirksam, aber man sitzt doch auch symbolisch dabei fest beziehungsweise tritt auf der Stelle und kommt nicht vom Fleck. Bergwandern ist so lange ideal, wie sich der Atem deutlich vertieft, aber man noch miteinander sprechen kann beziehungsweise könnte. Aber hier gilt natürlich nur der Aufstieg als Pluspunkt in Sachen Abwehrstärkung.

Im Fitness-Center ist vieles schon wieder Übertreibung, und Muskelaufbau bleibt Geschmackssache. Letzterer bringt fürs Herz-Kreislauf-System nichts, aber für Figur-Aufbau und beabsichtigte Gewichtszunahme bei Männern viel. Für Frauen auch, nur sollten sie sich rechtzeitig überlegen, ob sie wirklich eine Cornetto-Figur anstreben, und gegebenenfalls überlegen, welche Muskeln sie fordern und fördern wollen. Sie seien auch deshalb gewarnt, weil die meisten Männer nach wie vor Angst vor starken Frauen hegen und ihre eigene immer noch lieber weich als hart haben wollen. Aber auch die Männer seien gewarnt, denn Frauen stehen entgegen einem gängigen männlichen Vorurteil letztlich doch mehr auf Humor als auf Muskelpakte.

Bewusstseinsgymnastik für innere Beweglichkeit

Diese Bewegungsform zielt mehr aufs Hirn als aufs Herz, aber auch das macht für uns Sinn. Wo das Hirn in Form ist, kann die Abwehr ebenfalls besser funktionieren. Das ist heute besonders wichtig, auch zur Abwehr im übertragenen Sinn, etwa um die zunehmenden Überforderungen und Überlastungen des ganz normalen Alltags abzuwehren. Je resistenter gegen den allgegenwärtigen Stress wir durch den Tag kommen, desto mehr Reserven kann auch unsere körpereigene Abwehr mobilisieren. So schließt sich ein magischer Kreis aus inneren und äußeren Schutzschilden, und Viren bekommen Probleme, eine Schwachstelle zu finden, um ihn zu durchbrechen! Bewusstseinsgymnastik bietet Übungen, die unser Hirn überfordern, aber nicht entmutigen und es zwingen, neue Nervenbahnen und Verbindungen, Synapsen genannt, anzulegen. Ein typisches Beispiel ist das Spiel mit der stehenden und liegenden Acht: Die linke Hand soll dabei eine liegende Acht in die Luft malen und die rechte eine stehende. Oder die linke streichelt den Bauch im Uhrzeigersinn, und die rechte führt senkrecht klopfende Bewegungen auf den Scheitel aus. Lustig kann es dabei auch werden – beispielsweise, wenn man sich ertappt, wie man sich einen Heiligenschein um den Kopf malt und dafür den Bauch klopft.

Der Trick ist, es erst ganz langsam zu versuchen und allmählich schneller zu werden. Im Übrigen ist das ein überzeugendes Beispiel dafür, wie wir lernen: anfangs etwas Neues ganz langsam tun, sich Zeit dafür nehmen, irgendwann das Muster dahinter erkennen – und irgendwann geht es in Fleisch und Blut über.

Was uns die Körpertemperatur über unser Immunsystem sagt

Wir wissen heute, wissenschaftlich untersucht, dass sich mit jedem Grad Fieber die Abwehrkraft mehr als verdoppelt. Mit 38 Grad C hat der Fiebernde mehr als die doppelte Immunkraft zur Verfügung als mit 37 Grad C. Mit 39 Grad C dann schon mehr als viermal so viel!

Wenn aber die Temperatur von 37 Grad C auf 36 sinkt, wird auch unsere Abwehrleistung halbiert. Die Konsequenzen sind furchtbar. Denn Folgendes scheint im historischen Maßstab der Fall zu sein: Die Körpertemperatur der Menschheit sinkt. Japanische Wissenschaftler haben für die letzten 50 Jahre einen Temperaturrückgang um nicht weniger als ein halbes Grad festgestellt. Über die letzten 100 Jahre haben wir sehr wahrscheinlich ein ganzes Grad und damit die halbe Abwehrkraft verloren! Mich hat das schon vor Jahren so erschüttert, dass ich meine PatientInnen routinemäßig bat, die Körpertemperatur zu messen. Es bewahrheitete sich: Die meisten hatten längst nicht mehr jene annähernd 37 Grad C, die als normal und gesund gelten.

Betrachten wir es im Sinne der Krankheitsbilderdeutung: »Coolness« ist weit mehr als ein Modetrend oder eine simple Zeiterscheinung, »Chillen« der jüngste Gag für etwas, das man auch soziales Frösteln nennen könnte. Ironischerweise ist zwischenmenschliche Kälte »im höchsten Grad« kontraproduktiv für die Gesundheit auf vielen Ebenen: vom Körper über die Seele bis ins gesellschaftliche Miteinander. Lediglich für den Geist erscheint es angemessen, denn ein kühler Kopf hat noch nie geschadet. Insgesamt wäre es so viel besser, sich wieder mehr zu begeistern und heiß zu sein auf die Liebe und das Leben. Auf etwas hinzufiebern ist viel besser, als wenn einen alles nur noch kaltlässt. Es ist auch angenehmer als echtes Fieber, aber auch das ist immer noch ungleich besser, als wenn der Körper gar kein Fieber mehr zustande bringt. Für unsere Immunsituation bezüglich Vermeidung von Entzündungen wäre es ein Segen, sich wieder mehr für das Leben und seine Aufgaben zu erwärmen. Bewegung ist dazu ein gutes Mittel, von der körperlichen bis zur geistig-seelischen Verfassung.

Ist Fieber immer »schlecht«?

Frühere Ärzte-Generationen waren weit davon entfernt, diese Frage zu bejahen. Die heutige scheint die Frage einfach zu ignorieren. Der Geometriker Archimedes sagte: »Gib mir einen festen Punkt, und ich bewege die Welt um ihn herum.« Und Parmenides, einer der Ahnherren der Medizin, formulierte: »Gib mir eine Möglichkeit, Fieber auszulösen, und ich heile jede Krankheit.«

Wenn Fieber heute bei jeder sich bietenden Gelegenheit mit Pharmaka mehr oder weniger gewaltsam gesenkt wird, so fallen wir damit unserem Immunsystem in den Rücken. In meiner Kindheit fuhren die Eltern mit kalten Wadenwickeln und kühlen Einläufen bei uns Kindern das Fieber moderat herunter oder verlangsamten seinen Anstieg so, dass wir trotzdem weiterfiebern konnten. Dank der damit auch zunehmenden Immunkraft wurden so die Selbstheilungskräfte des Organismus mobilisiert. Auffällig in diesem Zusammenhang ist, dass KrebspatientInnen überhäufig gar nicht mehr fiebern können und sogenannte leere Anamnesen aufweisen, das heißt schon Jahre oder gar Jahrzehnte nicht mehr wirklich krank waren.

Kneipp'sche Anwendungen: das Immunsystem fordern und fördern

Die abwehrsteigende Wirkung der Kneipp-Kur ist allgemein anerkannt; Gleiches gilt auch für die nicht ganz so bekannte Felke-Kur. Das Gemeinsame beider Ansätze ist Abhärtung. Deren abwehrsteigernde Wirkung ist schlicht unbestreitbar, weil sie das Abwehrsystem fordert und fördert. Trotzdem ist sie nicht eben populär. Der Hinweis auf ihren Missbrauch in der Nazi-Zeit ist billig, denn Abhärtung macht natürlich weiterhin Sinn. Doch der moderne Mensch neigt dazu, alles Unbequeme und Anstrengende von sich fernzuhalten, und schluckt lieber Pillen. Das freut die Pharmaindustrie und schwächt das Immunsystem.

Die meisten Anwendungen, die Pfarrer Kneipp in seiner »Ordnungs-Therapie« empfiehlt, führen zu allmählicher Abhärtung und bringen das Immunsystem auf Touren. Sebastian Kneipp entwickelte wegen seiner eigenen kränklichen Konstitution die Kaltwasser-Kur und gewann durch seine berühmten Übungen eine erstaunliche Robustheit: Er wurde gesünder, kräftiger und fitter – und vor allem weniger anfällig als je zuvor.

Dieser letzte Punkt, dass Keipp-Anhänger seit je deutlich weniger anfällig für Erkältungs- und Grippeviren sind und gegebenenfalls besser und rascher damit fertigwerden, sollte uns in Zeiten erhöhter Infektionsgefahr durch neuartige Viren aufhorchen lassen!

Ob man nackten Fußes durch einen eiskalten Bach watet und anschließend Socken und Schuhe über die nasskalten Füße zieht und diese sich vertritt, bis sie wieder warm werden, oder morgens am Ende des Duschens länger kalt duscht und sich anschließend bewegt, bis man wieder wohlig warm ist, ob man Arm- oder Fußbäder macht – immer ist die Idee die gleiche: einen Kältereiz zu setzen und dem Organismus die Chance und vor allem die Zeit zu geben, diesen auswirken und ins Gegenteil, nämlich angenehme Wärmebildung, umschlagen zu lassen.

Barfuß im Schnee gehen – oder sich wälzen! – und sich anschließend wieder warm laufen ist ebenso empfehlenswert wie das legendäre morgendliche Tautreten im Storchengang: Stets wird der Organismus mit einem Reiz herausgefordert, um dann anschließend die Zeit zu bekommen, sich nicht nur zu erholen, sondern »ins Gegenteil hinein« zu reagieren. Ich selbst liebe es, zwischen eiskaltem Wasser für einige Schwimmzüge und körperwarmem (Thermal-)Wasser zum Wieder-Aufwärmen zu wechseln. »Ganzkörper-Kneipp« sozusagen und eine enorme Durchblutungsverbesserung, die sich im warmen Wasser mit deutlichem Kribbeln im ganzen Körper äußert. Die Abwehrsteigerung ist schon nach einer Woche deutlich zu spüren: Man fühlt sich insgesamt einfach stärker.

Dass Fordern fördert, machen Kneipp-Übungen wundervoll deutlich, aufzupassen ist nur darauf, den Körper nicht zu überfordern. Also niemals – in moderner Hetze und Hektik – einen weiteren Reiz setzen, bevor der ursprüngliche ausgewirkt hat!

NICHT IMMER NUR TUN – UNTERLASSEN KANN SOGAR BESONDERS HILFREICH SEIN

Wir brauchten nicht erst das Corona-Virus, um zu erkennen, für welche Menschen sich grippeähnliche Infektionen als besonders gefährlich erweisen. Die alljährlichen Grippewellen hatten es längst gezeigt. Es sind – wie schon erwähnt – Übergewichtige, Typ-2-Diabetiker, Hochdruck-PatientInnen und RaucherInnen. Sie sind offensichtlich von der Abwehrlage am schwächsten und insofern offen für die Erreger und auch am anfälligsten für Komplikationen bis zu Lungenentzündungen.

Welche Art des Unterlassens das Immunsystem stärken könnte, ist ebenfalls hinreichend bekannt. Es kann aber nicht oft genug wiederholt werden, um mehr Betroffene zu überzeugen, ihren Lebensstil entsprechend zu ändern. Ihr erhöhtes Risiko fällt ja nicht vom Himmel. Andersherum: Die Ursachen der genannten Gesundheitsprobleme können relativ leicht und sehr erfolgreich behoben werden. Und es beginnt mit Unterlassen! Wer seinen Körper entgiften will, sollte nicht etwa erwarten, irgendein Mittel oder eine ärztliche Maßnahme könnte ihm entscheidend weiterhelfen. Es reicht aufzuhören, Tierprotein zu essen! Das zu unterlassen macht jede weitere aktive Maßnahme überhaupt erst sinnvoll.

Übergewichtige können, wenn sie das seelische Muster hinter ihrem Gewicht durchschauen und ihre Ernährung umstellen, zu ihrem *Individualgewicht* finden und dieses auch halten. Mehr darüber im Kapitel über die Online-Idealgewichts-Challenges.

Für Typ-2-Diabetes und Hochdruck gilt Ähnliches. Informationen über das Muster hinter beiden in meinem Buch *Krankheit als Symbol*. Die Ernährungsumstellung tut ein Übriges. Raucher können ihr seelisches Muster im Taschenbuch *Rauchen* entdecken und, den dortigen Vorschlägen folgend, sich und Ihr Immunsystem davon befreien.

Zum Einstieg empfehle ich bei allen Süchten, ob Nikotin-, Zucker- oder allgemein Esssucht, zur Erleichterung mindestens eine Einstiegs-Fasten-Woche!

> Bei der Covid-19-Pandemie sind »nur« 14 Prozent der Infizierten schwerer betroffen. Darunter vor allem die hier erwähnten. Sie könnten ihr Immunsystem am effektivsten durch Überwinden der drei riskanten Krankheitsbilder und der Nikotinsucht stärken. Und selbstverständlich ist das umso leichter möglich, je intensiver die seelische Komponente einbezogen wird.

TRADITIONELLE HEILMITTEL UND -WEGE: VON DER »GRÜNKRAFT« DER HILDEGARD VON BINGEN BIS ZUR VIER-ELEMENTE-NATUR-KUR

Sich in TamanGa in der Hängematte zwischen den dicken Buchenstämmen unseres Buchendoms sanft vom frischen Wind wiegen zu lassen und den Blick im großen Grün abzulegen, um die *Grünkraft*, die *Viriditas*, zu sich einzulassen: Für mich, ist das eine faszinierende, wenn auch wissenschaftlich noch nicht belegte Steigerung der eigenen Energie und ganz gewiss auch der Immunkraft. Das sei hier nur als ein Beispiel von so vielen Möglichkeiten angeführt, auch wenn es dazu selbstverständlich noch keine Studien gibt. Ja, selbstverständlich – denn wer sollte diese aus welchen Gründen finanzieren?

Professor Wolf-Dieter Ludwig, Vorsitzender der *Arzneimittel-Kommission der deutschen Ärzteschaft*, beklagt öffentlich, dass es in Deutschland praktisch keine pharmaunabhängigen Studien mehr gebe und dass die Pharma durchaus dabei auf die Ergebnisse Einfluss nehme. Das ist ihr entsprechend dem bayrischen Spruch »Wer zahlt, schafft an« gar nicht übel zu nehmen. Warum sollte sie die Konkurrenz unterstützen, das tun Konzerne aus anderen Bereichen auch nicht. Und sie könnte dabei nur verlieren. Denn solange es keine Forschungen gibt, können die willigen Erfüllungsgehilfen in den Mainstream-Medien weiter das beliebte Totschlag-Argument »unwissenschaftlich« verwenden. Dieser Zusammenhang wäre eigentlich leicht zu durchschauen, aber selbst angeblich unabhängige Zeitungen wie die SZ verwenden dieses Pseudoargument. Richtig wäre zu sagen, diese Methoden seien mangels Förderung nicht untersucht.

Insofern ist der Vorwurf der Unwissenschaftlichkeit gegen die traditionellen Methoden der Erfahrungsmedizin und Naturheilkunde ein leicht zu durchschauender Trick. So etwas sagt nichts über die Methoden aus, sondern über das Niveau des Journalismus.

»Wundermittel«

Schon der Placebo-Effekt beweist die handfeste Gültigkeit des biblischen Satzes: »Der Glaube versetzt Berge«. Was also soll schlecht sein an Glaubensheilungen? Sie haben schon viele Menschen nachhaltig von Krebs befreit, wie im betreffenden Kapitel von *Krebs – Wachstum auf Abwegen* dargestellt. Prof. Walther Gallmeier (ehemals Uni Nürnberg-Erlangen) der sich als erster Schulmediziner in Deutschland mit Spontanremissionen wissenschaftlich beschäftigte, formulierte: »Wer als Arzt nicht an Wunder glaubt, ist kein Realist.«

In schöner Regelmäßigkeit tauchen nun aber auch sogenannte Wundermittel auf, die gegen alles und für alles helfen sollen. Eines, hinter dem ich voll und ganz stehe, ist (Aus-)Schlafen! Sonst bin ich da skeptisch, aber wenn sie nicht schaden und erprobt wirkungsvolle Methoden nicht be- und verhindern, gleichwohl offen für neue Möglichkeiten. Der Hype um den Selleriesaft ist so ein Beispiel. Natürlich ist nichts Verkehrtes dabei, bestimmte Säfte frisch gepresst und stets schluckweise zu trinken.

An meiner Saftbar in Zypern türmen sich gerade seine grünen Stangen. Ihr Inhalt ist nun Teil meiner Saft- und Rohkost-Kur und bekommt mir ausgezeichnet. Ich wollte, ich könnte noch mehr an all die davon berichteten Wunder glauben, bin aber mehr der Typ zum kritischen Ausprobieren. Eine geistig-seelische Offenheit auf solchen Ebenen kann ich – auch und gerade im Hinblick auf unser Generalthema – nur wärmstens empfehlen. Womit ganz ungewollt eine Eselsbrücke zum nächsten Unterthema gebaut wäre.

Überwärmungs-Bäder

Ein altbewährtes Hausmittel bei Grippe, das nachweislich wirklich schon Wunder gewirkt hat, sind heiße Bäder, da die Grippeviren Temperaturen über 40 Grad nicht überstehen. Allerdings muss der Badende dafür ein gesundes Herz haben und kreislauffit sein.

Der altgediente ehemalige Schweizer Chefarzt Dr. med. Andreas Bircher berichtet vom Wirken seines Urgroßvaters, des Arztes Bircher-Benner (unsterblich geworden durch sein Bircher-Müsli), während der Spanischen Grippe-Pandemie. Diese Grippe unterschied sich grundlegend von der Covid-19-Variante, weil sie junge Menschen befiel, die vielfach an ihr starben. Bircher-Benners 150-Betten-Spital war schnell voller junger Soldaten mit Spanischer Grippe. Aber mit seinen Überwärmungsbädern verlor er nicht einen einzigen von ihnen, erzählt sein Urenkel heute noch stolz. (https://youtu.be/3w7aONfIsQA)

Die Vier-Elemente-Natur-Kur

Um mit den vielfältigen Herausforderungen des modernen Lebens fertig zu werden, müssen wir uns selbst fortwährend mit neuer, frischer Energie aufladen. Dafür ist ein gesunder Atem (über-)lebenswichtig. Schon nach wenigen Minuten ohne Atemluft wären wir am Ende – ganz wortwörtlich. Gute, frische Luft ist unser erstes und wichtigstes Lebens-Mittel und Träger des Lebenselixiers Prana.

An zweiter Stelle brauchen wir genug gutes Wasser, denn wir verdursten viel rascher, als wir verhungern.

Auch haben wir viel mehr Sonne nötig, als uns Hautärzte glauben lassen. Persönlich bin ich überzeugt, dass Grippe-Wellen sich auch deshalb auf die Zeit von Oktober bis April beschränken, weil wir da neben zu wenig frischer Luft – viele hocken sogar in zu trockner Zentralheizungsluft – auch viel zu wenig Sonne und damit viel zu wenig Vitamin D abbekommen.

Schließlich brauchen wir unsere Mutter Erde – und dies aus vielen Gründen. Nicht zuletzt, um auch im heutigen, ständig bewegten Leben starke Wurzeln schlagen zu können und uns zu erden.

Wegen der seit alters bekannten Einsichten, auf denen die TamanGa-Vier-Elemente-Natur-Kur beruht, haben wir sie nicht grundsätzlich neu, aber doch speziell für die Bedürfnisse des Menschen von heute entwickelt.

Genug Gute Luft
Tatsächlich kann Luft Wunder wirken: Schon wenige tiefe Atemzüge bringen uns aus dem sympathikotonen

Stress in eine parasympathische Entspannungs-Situation. Es ist so einfach und leicht zu nutzen! Statt sich aufzuregen und die Immunkraft zu schwächen, einfach nur ein paarmal so richtig betont langsam ausatmen – und schon wird sie gestärkt. Das ist sogar messbar, wie ich in der Praxis vom Kollegen Ingfried Hobert an mir selbst erleben durfte.

Sehr viele atmen heute tatsächlich hastig und zu flach, darunter viele bereits von Anfang an. Vor Leboyer und Odent war in der westlichen Welt Geburt Stress pur. Wenn schon der erste Atemzug im Leben zu brennendem Schmerz führte, mochten viele anschließend nie mehr wirklich tief Luft holen und diese lange und entspannt wieder loslassen: »Im Anfang liegt alles, besagt das drittwichtigste der *Schicksalsgesetze*. Dementsprechend sollte alles darangesetzt werden, den ersten Atemzug für Baby zum Genuss zu machen. Wir, die wir schon Millionen Mal ein- und ausgeatmet haben, können aber immer noch nachbessern. Etwa, wenn wir die schon von Goethe (»Im Atem sind zweierlei Gnaden«) angesprochenen beiden grundsätzlichen Geschenke des Atems nutzen. Im normalen Alltag ist es gut, ruhig ein- und sehr lange auszuatmen und danach lieber eine Pause zu machen, als hektisch und schnell zu atmen. Hier lässt der lange Atem der Sieger grüßen – es ist vor allem der lange Ausatem. Das andere Geschenk liegt auf dem Gegenpol im »verbundenen Atem«.

Gute, frische Luft atmen zu können ist fast schon zum seltenen Geschenk geworden. Wir haben uns leider viel zu bereitwillig an den üblichen Dreck in der Luft gewöhnt. Wie schön andererseits, in der Dunkelheit zum funkelnden Sternenhimmel aufzusehen und bei einem Nachtspaziergang frische Waldluft einzusaugen. Endlich frei atmen zu können!

Die Zeit der Luftkurorte ist vorbei, obwohl wir sie jetzt dringender denn je bräuchten. Obwohl die Luft immer schlechter wird, reicht offenbar gute Luft als Grund für eine Kur nicht mehr. Schon weil sie den Autoverkehr oft mitten durch ihr Zentrum lenken, haben viele Luftkurorte allerdings auch nichts ihrem Namen Ehre Machendes mehr zu bieten.

Wir können selbst aber durchaus einiges tun, um dem Atem zu erlauben, uns auf natürliche Weise gesunden zu lassen und uns gegen gesundheitliche Störversuche aus der Umwelt besser zu wappnen.

Mit dem »verbundenen Atem« steht eine wundervolle Übung zur Verfügung, um sich erstens der Lebensenergie in der Atemluft bewusst zu werden und sich zweitens ihres gesundheitlichen Werts im Alltag zu versichern. Wer im Gegensatz zum eben beschriebenen Normalatem verbunden atmet, wird rasch und staunend erleben, wie sich so einiges in Körperland tut. Es ist wie ein Bad in unermesslicher Energiefülle. Anfangs zeigen sich da naturgemäß gewisse Blockaden, auch wird die im äußeren Leben herrschende Enge innerlich fühlbar. Körperlich empfundene Kälte steht für die weit verbreitete Gefühlskälte im zwischenmenschlichen Bereich. Aber das sind nur Durchgangsstationen auf dem Weg zu einer entgrenzten Weite und Freiheit, zu tiefster Entspannung und wohligster Herzenswärme – wie sie unserer eigentlichen Bestimmung entsprechen! Atmend erfahren wir das Größte, das Allumfassende, die Einheit. Danach ist niemand mehr die- oder derselbe. Solch unvergessliche Momente zeigen uns, wie viel mehr als Überleben Leben ist. Der »verbundene Atem« kann uns durch unsere Schattenreiche hindurch zu unserer wahren Bestimmung vollkommener Freiheit und Allverbundenheit führen.

Schon auf dem Weg dorthin erfahren wir durch die starke Abatmung von Kohlensäure (H_2CO_3 = KOHLENDIOXID CO_2 + Wasser H_2O) eine einzigartige Entsäuerung, die unseren zumeist stark übersäuerten Körpern sehr gut tut. Schon diese Entsäuerung bringt uns ein gutes Stück weit in unsere Mitte und alles im Körper in Balance. Sie stärkt alle Systeme und natürlich auch das der Abwehr.

Nach vier Jahrzehnten Erfahrung mit diesem einzigartigen Exerzitium der Überschwemmung mit Luft beziehungsweise Prana kenne ich keine vergleichbare Übung. Keine, die uns so rasch so tief zu uns selbst führt und es ermöglicht, uns so zu erleben, wie wir wirklich »gemeint« sind – von Gott aus oder wie immer wir das Große Ganze nennen wollen.

Aber natürlich ist die Erfahrung der frischen Luft als unserem ersten Lebenselixier schon auch bei jedem Spaziergang möglich, beim Fastenwandern im Wald. Und hier gilt als Empfehlung wieder als Gegenteil zum »verbundenen Atem«, der langgezogene Ausatem mit eher Atempausen am Ende.

Ein besonders sanfter, schöner Weg ist auch die natürliche Aromatherapie in unserem großen Kräutergarten – sich einfach auf eine bequeme Liege zwischen die duftenden Kräuter legen und atmen und mit den Düften vielleicht – nebenbei – die Tugend der Dankbarkeit erleben.

Übung aus dem Zen: Versetze dich in den Suchenden, der beim Meister anklopft, um endlich Befreiung zu finden. Der Meister lehnt ihn ab, wegen mangelnden Engagements. Der Suchende beharrt auf seinem Wunsch, nichts mehr als Erleuchtung zu erstreben. Der Zen-Meister führt ihn zum kleinen Teich des Klosters. Sie setzen sich in Wassernähe, und der Meister bittet den Suchenden, sein Gesicht der Wasseroberfläche zu nähern. Als der Suchende die Wasseroberfläche fast schon berührt, packt ihn der Meister im Nacken, drückt sein Gesicht unter Wasser und hält ihn, bis er prustet und um sein Leben kämpft. Schließlich lässt er ihn wieder los und Luft schnappen und sagt: »Komm wieder, wenn du so nach Befreiung verlangst, wie eben noch nach Luft.«

Genug gutes Wasser
Das Leben kommt aus dem Urmeer, und noch heute haben wir in jeder Zelle die Wasserzusammensetzung aus der Zeit des Kambriums, als unsere frühesten Vorfahren den mächtigen Evolutionsschritt an Land und zur Lungenatmung wagten. Sie nahmen sozusagen das Urmeer in jeder Zelle mit. Wasser nutze ich in meiner Arbeit beim »Aqua-e-motion« und Delphin-Schwimmen im körperwarmen Wasser. Darin lässt sich auch schweben ohne Grenzen und sogar meditieren mit grenzübergreifenden

Erfahrungen, besonders wenn Musik und Sprache noch aus dem Wasser kommen.

Noch wichtiger ist Wasser aber natürlich als Getränk Nummer eins, auf das alle anderen Getränke zurückgehen. Nach meinen Erfahrungen mit Fasten und dem Gegenpol Ernährung ist gutes Wasser mindestens so wichtig wie gute Ernährung, wahrscheinlich viel wichtiger. Die beste Ernährung ist die pflanzliche, und sie enthält natürlich auch schon bestes Wasser in jeder Zelle – je frischer die Pflanze, desto mehr. Auch beim Fasten ist gutes Wasser entscheidend, noch vor allen Abführpflaumen. Und der grüne Smoothie besteht auch aus Zellwasser der Pflanzen, wie auch der heute so populäre Selleriesaft und überhaupt alle Säfte.

Selbst ein gut funktionierender, ausbalancierter Organismus vermag ohne ausreichend gutes Wasser nicht der wichtigen Aufgabe nachkommen, Gifte und Schlacken auszuscheiden. Zwei Liter reichen meist, zumal wenn noch viel Zellwasser aus Pflanzenkost und Säften hinzukommt.

Mein ganzes Arztleben hindurch habe ich mich um bestes Wasser bemüht, alle möglichen Aufbereitungsanlagen vom basischen über das »leere« Wasser der Gegenstrom-Osmose, das »levitierte« bis zum »hexagonalen« durchprobiert und bin gemeinsam mit den Taman-Ga-Teammitgliedern wieder bei Quellwasser aus reifen Quellen gelandet. Nach jeder neuen Gerätevorstellung gab es einen Run aufs neue Wasser mit all den damit verbundenen, vom Vertreter genährten Wundererwartungen. Allein, sie haben sich nie erfüllt, und spätestens nach einem halben Jahr kehrten alle wieder zurück zum reifen Quellwasser.

Inzwischen mache ich mit allen TeilnehmerInnen meiner Fasten- und Meditationswochen eine Wasserprobe, wie andere und auch wir selbst Weinproben machen. Dabei bekommt jede(r) die Auswahl zwischen zehn verschiedenen Wässern in nicht etikettierten Karaffen. Jede(r) testet das erste, vergleicht es mit dem zweiten und geht immer mit dem jeweils besser schmeckenden weiter in die nächste Runde. So werden immer nur zwei Wässer miteinander verglichen; mehr schaffen vielleicht die Hirnzellen, aber nicht unsere Geschmacksknospen. Auf die müssen wir uns hier aber verlassen, denn über die Nase zu testendes Aroma hat reines Wasser ja nicht.

Also, wenn unserer Testperson ein Wasser besser schmeckt als das erste, wechselt sie dahin und testet den Rest gegen dieses. Bis ihr wieder eines besser schmeckt, und schon wechselt sie zu diesem.

Wir verwenden die sieben reifen Quellen von St. Leonhards und noch zwei aus unseren Geräten sowie ein weiteres Wasser, das sich durch starke Werbung als das beste anpreist. Im Test schneiden sowohl dieses als auch basisches und hexagonales Wasser unterdurchschnittlich ab. Das Gemeindewasser lassen wir gar nicht mehr mittesten, es fand keinen Zuspruch. Reife Quellen sind solche, die ihr Wasser von selbst an die Oberfläche befördern. Es ist sozusagen in Mutter Erde gereift, bis es reif war, sich uns zu schenken.

Jede Testperson bekommt dann eine Kiste mit dem Wasser ihres Test-Ergebnisses. Das hat sich seit Jahren sehr bewährt, und nicht nur bei Fastenwochen. Da ist ja jeder vom Immunsystem her sowieso bestens geschützt, aber in anderen mehr theoriebetonten Kurswochen wie »Integrale Medizin« wird deutlich, wie viel sicherer in Bezug auf die immunschützende Leistung wir im Vergleich zu anderen, auch wirklich schönen, Seminar-Hotels unterwegs sind. Bei uns kommt natürlich zu bestem Quellwasser die frische Luft im Waldsaal hinzu, genug Sonne von der Vitamin-D-Bar und Erdung vom Barfußgehen.

Der Test ist auch zu Hause leicht durchzuführen, da es die sieben reifen Quellen von St. Leonhards in jedem besseren Naturkostladen gibt. Nur ist aufzupassen, dass man die Proben in neutrale Gläser gibt und diese von jemand anderem in mit Ziffern beschriftete neutrale Gläser füllen lässt. Nur dann kann einem der Intellekt keine Streiche spielen. Ich entschied mich etwa beim ersten Test aus den Originalflaschen sofort für die Sonnenquelle, einfach weil ich Sonnen-Typ und -Fan bin. Aber bei den vielen blind durchgeführten sensorischen Tests, die ich anschließend mit TeilnehmerInnen durchführte und alle halben Jahre auch selbst mitmache, war die Sonnenquelle noch nie in der engeren Wahl, sondern zuerst Licht- und jetzt Mondquelle. Wir entwickeln uns eben alle, und das spricht auch gegen die meist teuren Wasser-Aufbereitungsgeräte.

Sonnenlicht und Feuerelement
Inzwischen sagt uns die Wissenschaft, dass es doch weit mehr Vitamin-D-Rezeptoren in unserem Organismus gibt, als lange angenommen wurde. Vitamin-D-Mangel ist

keineswegs nur ein Problem für die Knochen! Dass er zu Rachitis, Trichterbrust und anderem Elend führt, haben schon die armen Berliner und Wiener Kellerkinder am eigenen Leibe erfahren müssen. Nun wissen wir es endlich auch wissenschaftlich bestätigt: So ziemlich alle Organe brauchen Vitamin D. Leider aber haben sich die meisten Hautärzte inzwischen gegen die Sonne verschworen und warnen in ebenso absurder wie gefährlicher Weise mit dem Hautkrebs-Argument vor ihr. Der wirklich gefährliche schwarze Hautkrebs, das Melanom, hat aber überhaupt nur insofern einen Sonnenbezug, als er wie jeder Krebs häufiger wird, wenn wir uns zu wenig Sonne gönnen. Der vergleichsweise harmlose weiße Hautkrebs, den ich selbst schon hatte, ist tatsächlich mit zu viel Sonnenbestrahlung verbunden und insofern vor allem ein Thema alter Bergbauern und -führer, von Ski-und Schwimmlehrern sowie für diejenigen, die ihr Gesicht exzessiv sonnengebadet haben. Dieses sogenannte Basaliom metastasiert praktisch nie und lässt sich gut mit naturheilkundlicher Weihrauch-Salbe, schulmedizinischer Aldara-Creme oder überhaupt »schwarzer Salbe« behandeln. Mehr dazu in *Krebs – Wachstum auf Abwegen*.

Wir brauchen Sonne, schon weil wir Vitamin D brauchen. Darüber hinaus aber für ein besonntes und besonnenes Leben. Wessen besonders unser Immunsystem bedarf! Jeder spürt doch Lust, in die Sonne zu gehen – ganz wörtlich, und im übertragenen Sinne auf der Sonnenseite des Lebens zu stehen. Das gilt umso mehr, wenn im Frühling die Sonnenstrahlen wieder so richtig Kraft bekommen. Die meisten ignorieren denn auch die Ratschläge der Dermatologen und suchen zumindest im Sommerurlaub die Kraft der Sonne. Allerdings glauben sie Hautärzten doch insoweit, als sie Sonnenschutzmittel mit hohem Schutzfaktor gegen UV-Strahlen verwenden. Das halte ich für gefährlichen Widersinn, weil die Sonnensucher damit das wichtigste und wesentlichste Geschenk der Sonne abblocken. Dann findet fast keine Vitamin-D-Bildung in der Haut statt. Der Effekt ist bedenklich: Mangel an Hormon-D erhöht die Krebsgefahr und die der Immunschwäche deutlich. Tatsächlich geht es hier eher um ein Hormon als ein Vitamin, da der Organismus es selbst herstellen kann, wenn wir ihn nur lassen. In den frühen Zeiten der Menschheit, bevor wir uns in Kleidern und Häusern versteckten, bekamen unsere Vorfahren riesige Mengen an Hormon D ab. Was also soll daran prinzipiell gefährlich sein? Natürlich wurden die Vorfahren nicht so alt wie wir, und trotzdem ist die Sonne viel wichtiger als gefährlich.

Ich könnte und möchte nicht ohne Sonne leben und genieße sie bei jeder Gelegenheit, aber gut dosiert: wenn irgend möglich, mindestens eine halbe Stunde jeden dritten Tag. Und das zusätzlich zur täglichen Einnahme des schon erwähnten Amorex, das mich täglich nicht nur, aber auch in sonnenarmer Zeit mit 2000 IE Vitamin D versorgt. Das halte ich für das Minimum zur Gesunderhaltung des Organismus und nicht zuletzt des Immunsystems – im Gegensatz zur schulmedizinischen Lehrmeinung. KrebspatientInnen rate ich zu wesentlich mehr.

Schließlich ist das Sonnenfeuer in Verbindung mit dem Luftelement auch in der heißen Luft der Sauna für uns tätig. In der Infrarotkabine kann es sogar leichtes Fieber als Heilmittel auslösen. In Kombination mit dem Wasserelement können Überwärmungsbäder heilen und insbesondere Viren den Garaus machen. Siehe dazu den betreffenden Abschnitt im vorangehenden Kapitel.

Also meine Empfehlung: Mit Sonne im Herzen leben – und wie soll sie eigentlich dort ankommen, wenn wir sie nicht einlassen? Also so viel Zeit auf der Sonnenseite des Lebens verbringen wie möglich und die konkrete Sonne nicht meiden, sondern suchen.

Erdung

In der Medizin kennen wir das Erdelement vor allem in Form von Heilerden wie Zeolith- oder Luvus-Heilerde. Fast alle Tiere nehmen auch Erde zu sich und damit übrigens Vitamin B12. Zugegebenermaßen schmeckt Erde nicht berauschend. Aber in dem Jahr, wo ich alles Gemüse und Obst ungewaschen aus dem Garten holte, um kein Vitamin B12 einnehmen zu müssen, ging die Rechnung tatsächlich auf, wie regelmäßig erhobene Laborwerte zeigten. »Erdig« zu essen ist nicht meine Empfehlung, wohl aber ein Beleg, dass es nicht ungesund sein muss. Viel wichtiger aber, weil völlig problemlos zu bewerkstelligen, ist Barfußgehen. Allerdings besser als auf Beton oder Asphalt auf Mutter Erde. Von ihr erhalten wir einen großen Reichtum an Elektronen, die teure Antioxidantien aus der Apotheke bestens ersetzen. Denn die Erde ist reich an Elektronen, und die im modernen stressigen Leben im Übermaß anfallenden freien Radikale sind genau danach auf der Suche. Wenn sie im Organismus aber anderen Molekülen Elektronen entreißen, richten sie erheblichen Schaden an. Liefern wir ihnen also barfuß ausreichend Elektronen direkt von der Quelle! Zu viele freie Radikale werden allen Körpersystemen zum Problem und oft sogar zum Verhängnis, potentiell natürlich auch dem Immunsystem. So ist einiges Geld für Mittel zu ihrer Neutralisierung zu sparen, wenn wir so frei sind, uns bei der großen Mutter (Erde) zu bedienen. Auch hierzu gibt es inzwischen ein großes Repertoire an Studien: https://grounded.com/earthing-grounding-studies

Wer regelmäßig barfuß geht, bekommt obendrein und nebenbei gratis Fußreflexzonen-Massage. Da alle Organe ihre Entsprechung auf den Fußsohlen haben, wird dann der ganze Körper durchmassiert. Das zugrunde liegende Zonensystem wird zwar von der Schulmedizin ignoriert, sie kennt aber durchaus Reflexzonen in Gestalt der sogenannten Head'schen Zonen.

Barfußgehen verleiht uns eine tägliche Erdung, die mehr Lebensgrundlage, Stabilität und Basiskraft gibt, als sich die meisten vorstellen können. Sich mit Gummi- und Plastiksohlen von Mutter Erde abzuschotten ist sicher praktisch, weil es gleich auch noch vor der Nässe des Wassers schützt, aber für Gesundheit und Wohlgefühl ist es keine gute Idee. Auch sogenannte Barfußschuhe bilden da keine Ausnahme, isolieren sie uns doch mit vom Besten, was Mutter Erde uns bieten kann, nämlich Erdung und Elektronen. Was unter Strom steht, braucht Erdung, das weiß jeder Elektriker. Es gilt auch für uns, angesichts des üblichen Alltagspensums, das so viele unter Hochspannung bringt.

Meine persönliche Erfahrung mit der Trilogie aus Antioxidantien, Fußreflexzonen-Massage und Erdung ist eindeutig. Wenn ich aus meinen Schreibferien über die europäische Winterzeit zurückkehre, früher aus Bali, heute aus Zypern, kostete es nach drei Barfuß-Monaten jeweils viel Überwindung, in unserem noch kalten Frühling meine Wurzeln, die nun Mutter Erde gewöhnt waren, wieder in enge Gefängniszellen zu sperren. Mein Gefühl dabei war immer schlecht, und auch das Lebensgefühl verschlechterte sich spürbar. Wenn ich die Schuhe im Frühling wieder ausziehe, sind Freunde manchmal besorgt, ich könnte mich erkälten. Aber das passierte bisher nie, denn die freie Barfuß-Zeit war offenbar auch eine Regeneration des Immunsystems. Wobei ich natürlich auch sonst noch viele der hier beschriebenen Dinge regelmäßig umsetze.

Die seelische Dimension der Elemente
Selbstverständlich bringt jedes Element auch eine seelische Dimension mit ins Spiel des Lebens. Mein langes Arztleben überblickend, schätze ich sie als noch bedeutsamer, weil grundsätzlicher und »ursächlicher ein«, als die körperliche Dimension.

Ein guter Kontakt zum Luftelement bringt uns der Welt der Ideen und Phantasien näher, beflügelt unser Denken und fördert freie Gedanken.

Das Sonnenfeuer kann Begeisterung einbringen, den besten Dünger für Gehirn-Entwicklung, und unser Herz entflammen, so dass wir für unsere Aufgaben brennen und Feuer und Flamme sind für jeden neuen Tag. Mit Feuer im Herzen lässt sich alles dynamischer und erfolgreicher bewegen, was auch immer wir angehen.

Das Seelenelement Wasser verbindet uns mit der Tiefe der Gefühlswelten und unserem archetypisch gesehen weiblichen Seelenanteil, der Anima. Wir können uns vor jeder Mahlzeit die Hände in Unschuld waschen und beim morgendlichen Duschen die Nacht und alles abwaschen, was wir für den neuen Tag nicht brauchen.

Das Erdelement ist die Heimat unserer Wurzeln, es schenkt uns den Grund unseres Lebens, nährt uns konkret und auch im übertragenen Sinn. Hier finden wir Stabilität und Struktur. Das Gefühl für die Nähe der Großen Mutter rührt von daher: der Materie als dem weiblichen Urgrund.

BEI DER IMMUNSTÄRKUNG ENTSCHEIDEND: DIE ANGSTBEFREITE SEELE

Glücklicher- und dankenswerterweise hat sich die Psychoneuroimmunologie der Bedeutung der Seele für das Immunsystem angenommen und diese in vielen Studien wissenschaftlich belegt. Umso erstaunlicher, mit welcher Unverfrorenheit Schulmedizin und in ihrem Fahrwasser Politik und Mainstream-Medien bei jeder Grippewelle oder Pandemie wieder auf Angstmache und Panik-Verbreitung setzen. So auch anlässlich des Covid-19-Ausbruchs.

Große Teile der Bevölkerung glauben noch immer, sie würden von den Mainstream-Medien objektiv informiert. Statt auf natürliche und nachhaltige Mittel und Wege zur Immunstärkung aufmerksam zu machen, wird Panik geschürt. Angst ist, wie gesagt, tatsächlich ein Beitrag zur Immunschwächung.

> Angst reduziert unsere Abwehrkraft, wie von der Psychoneuroimmunologie sowie der Placebo- und Nocebo-Forschung hinlänglich belegt.

Professor Schroeter von der Universität Frankfurt/Oder wies nach, was jeder Allgemeinarzt wusste oder mindestens ahnte: Wer bei Gabe eines Betablockers den Patienten vor der Gefahr erektiler Dysfunktionen warnt, erntet bei 30 von 100 Patienten Impotenz-Probleme. Wird nicht auf diese Gefahr hingewiesen, sind es nur zwei Patienten.

Was bedeutet das? Allein die Erwähnung einer angstbesetzten Möglichkeit durch Ärzte macht Patienten Angst und erhöht die Wahrscheinlichkeit, dass sie dementsprechend reagieren, um das 15-Fache! Der pharmakologische Faktor ist für schmale zwei Prozent der Symptome ursächlich, der psychologische der Angst aber für 30 Prozent.

Dass Schulmediziner die seelische Seite unserer Gesundheitsprobleme immer noch so straflässig unterschätzen, nimmt der Bevölkerung viele Chancen auf Gesundung und ist eine Falle, in die zu tappen dieses Buch vermeiden helfen soll.

Was bedeutet Angst?

Angst bedeutet Enge; das Wort kommt nicht grundlos von lateinisch *angustus*. Indem wir uns innerlich eng machen, verschließen wir uns vor allem, was von außen kommt. Leider aber gelingt dann die Ab- und Ausgrenzung ausgerechnet dort nicht mehr optimal, wo es wirklich notwendig wäre: gegenüber der unsichtbaren Gefahr infektiöser Ansteckung. Im Sinn der Krankheitsbilder-Deutung ist es sogar umgekehrt. Der Körper springt für die Seele ein und wird zur Bühne für jene Themen, welche die Seele verweigert. Beispiele gibt es so viele wie Krankheitsbilder:

> Über bestimmte Menschen sagen wir, sie seien »eine ehrliche Haut«. Dabei ist aber nicht nur die Haut, sondern sind all unsere Organe und Körperregionen über die Maßen ehrlich. Sie geben uns ungeschminkt Auskunft, wie es in Wahrheit um uns steht. Wir brauchen sie nur zu fragen.
> Wenn wir unser Herz in der zweiten Lebenshälfte nicht weiten, übernimmt das der Körper für uns im Sinn der Herzweiterung im Rahmen der Herzinsuffizienz, auch Altersherz genannt. Die zugrunde liegende Haltung bestimmt auch hier das Krankheitsbild. Dass dieses so häufig ist, sagt viel über den gegenwärtigen Zustand des menschlichen Miteinanders aus

und wie wir, statt das Alter als Geschenk anzunehmen, daraus ein Leid machen.
> Falls wir aufhören, seelisch und im Bewusstsein zu wachsen, sinkt der Wachstumsimpuls in den Körper und macht sich als schlimmstenfalls bösartiger Tumor bemerkbar. Siehe dazu *Krebs – Wachstum auf Abwegen*.
> Wenn wir uns weigern, dem biblischen Auftrag entsprechend, in der zweiten Lebenshälfte »umzukehren und wieder zu werden wie die Kinder«, sinkt auch dieses Thema auf die Körperbühne. Statt neuerlich die staunenden Augen des Kleinen Prinzen zu entwickeln und wieder kindlich zu werden, regredieren viele ins Kindisch-Sein. Das nennen wir dann Morbus Alzheimer, wie in *Das Alter als Geschenk* beschrieben.

Im Nachschlagewerk *Krankheit als Symbol* habe ich die Zusammenhänge für Tausende von Symptomen und Hunderte von Krankheitsbildern besorgt.

In Bezug auf das Thema Angst gilt demnach: Wenn wir die vom Leben geforderte Offenheit nicht bewusst leben, sinkt sie auf die Körperbühne. Salopp ausgedrückt:

Wer sich vom Leben nicht mehr erregen lässt, öffnet seinen Körper Erregern.

Offenheit für die Herausforderungen des Lebens zu entwickeln ist somit die wirksamste Hilfe für unser Immunsystem – statt es in der Enge der Angst auch noch zu schwächen! Es gilt, sich auf die Bewusstseinsebene einzulassen und mutig seine Begabungen, seine Gaben zu entdecken, die damit verbundenen Aufgaben zu erkennen und zu erfüllen: *unsere Gaben geben zu lernen.*

Psychosomatisch gesehen, sollten wir auch endlich aufhören, *Angst zu essen*. Das meine ich auch ganz wörtlich: Wer sich Fleisch von in Todesangst geschlachteten Tieren einverleibt, also Körperteile empfindender Wesen, die im Schlachtgang lange vor der Tötungsbox anstehen mussten und mit Elektroschockern in ihr endgültiges Verderben getrieben wurden, der isst selbstverständlich auch die im Fleisch gespeicherten Neurotransmitter der Angst mit. Die Tiere schütten sie in diesen Foltersituationen massiv aus, und da sie bei allen Säugetieren identisch sind, wirken sie natürlich auch in den Essern. Stresshormon ist und bleibt Stresshormon! Abgesehen von dieser physischen Komponente, kommt natürlich noch die seelische hinzu. Ich kenne keine *Peacefood*-Esser mit Panikattacken, aber viele Mischköstler, die darunter leiden. Sicher: Es wird sie schon auch vereinzelt bei Veganern geben, weil Angst ein so vielschichtiges Thema ist. Aber müssen wir die *Kultur der Angst* auch noch essend unterstützen?

Seit wann überhaupt leiden so viele Menschen an Panikattacken? In meinem Studium kam dieses Leiden noch gar nicht vor, war jedenfalls kein verbreitetes Thema. Das änderte sich, als die EU die Hofschlachtung – aus hygienischen Gründen! – verbot. Dann verschärfte sie die Auflagen für Metzgereien derart, etwa durch Laborzwang, dass nur noch Großschlachtereien zum Schlachten berechtigt waren. Ich vermute, die zeitliche Übereinstimmung ist mehr als eine statistische Korrelation. Zumal Panik-Attacken in Österreich erst Jahre später so richtig zum Thema wurden, nämlich als auch wir in die EU eintraten und anfingen, deren – wie immer – Großindustrie-freundliche, Lobbyisten-gestützte Politik umzusetzen.

Das Ganze folgt dem von USA und EU bekannten Motto, nämlich »Für die Großen, gegen die Kleinen«: der Schatten aller großen Polit-Zusammenschlüsse. Diese Konzernpolitik ist dem Lobbyismus geschuldet. Die Kleinen haben keine Lobby, die Großen aber umso mehr, und so dominieren sie heute die Politik. Die ehemals großen sogenannten Volksparteien sind auf diesem Weg zu Lobbyisten-Kaderschmieden verkommen. Zum Glück merken es immer mehr Bürger, was zum Zerfall dieser Parteien beiträgt. Nur was kommt danach? Immerhin scheinen Grün und Rot bisher weniger anfällig für Sponsoren aus der Wirtschaft, aber kommen erst die Angebote, könnte auch bei denen Nachfrage entstehen …

TEIL 2

DIE CORONA-KRISE: FAKTEN UND HINTERGRÜNDE – DIE AGENDA VON WIRTSCHAFT UND POLITIK

WAS BEDEUTET EIGENTLICH GRIPPE UND SPEZIELL DIE COVID-19-VARIANTE?

Jede Grippe ist eine Entzündung, wie auch jede Erkältung. Beide werden in der Bevölkerung oft in einen Topf geworfen, was zu unter Umständen folgereichen Missverständnissen führen kann. Eine Erkältung wird von sogenannten Rhino-Viren in Gang gesetzt, und zwar regelmäßig dann, wenn wir im übertragenen Sinn die Nase voll haben, nichts mehr hören und sehen wollen, im Grunde komplett bedient sind, nur noch die Augen zumachen und uns ins Bett verkriechen wollen. Die Grippe- oder Influenza-Viren verursachen ganz ähnliche Beschwerden, die Erkrankung verläuft bei den allermeisten recht harmlos. Allerdings gibt es auch dramatischere Verläufe, die vor allem kranke und geschwächte Menschen treffen und sie sogar umbringen können. Tatsächlich sterben jährlich Tausende an einer Infektion mit Grippe-Viren. Unter diesen bilden die Corona-Viren eine relativ große Gruppe; dazu gehören auch SARS und seit neustem Covid-19.

Covid-19 lässt oft Lungenentzündungen entstehen und kann dann gefährlich werden. Die Entzündung signalisiert auch hier einen unbewussten Konflikt: Die Lunge als Organ unseres Gasaustausches steht entsprechend für Kommunikation und Kontakt, damit eben auch für all das, was zunehmend verboten wird, wenn es zu einer pandemischen Situation kommt. Darin ließe sich ein deutlicher Fingerzeig sehen, auf anderen, nämlich inneren Ebenen wieder tiefer zu kommunizieren: mit sich selbst und der eigenen inneren Stimme, mit den Nächsten und sogar mit Gegnern und Feinden. Lungenentzündungen sind verkappte, in den Körper gesunkene Kommunikations-Konflikte.

Eine Pandemie wie die durch Covid-19 verursachte ist so gesehen ein Stellvertreterkrieg in Sachen Kommunikation, in Entsprechung zu einer Weltsituation, die von gestörter Kommunikation schwer gezeichnet ist. In der Politik nutzen Autokraten zunehmend mit Lügen und Erpressungen das Recht des vermeintlich Stärkeren. Lobbyisten in Ministerrängen betrügen ihre Wähler. In den sozialen Medien wuchern die unsozialen Bösartigkeiten. Funktionierende Beziehungen lösen sich allerorten auf: in Familien, Dörfern und Städten, zwischen ganzen Staaten. Unterdessen verzeichnen stille Entzündungen und Allergien eine explodierende Vermehrung. Autoimmunerkrankungen wie Hashimoto wachsen sich zu Volksseuchen aus. Die Krebszahlen werden sich – laut WHO – in wenigen Jahrzehnten verdoppelt haben.

In der zweiten Februarwoche 2020 bekam das Corona-Virus einen neuen Namen: SARS-CoV-2 oder Covid-19, was die Verwandtschaft zum SARS-Erreger verdeutlicht, der von 2002 bis 2003 eine Pandemie auslöste, an der 8000 Menschen erkrankten und nach offiziellen Angaben 774 starben. Auch damals war der erste Betroffene aus China. Und auch damals hielt die kommunistische Diktatur den Ausbruch der neuen Krankheit lange geheim, was die Verbreitung – wie auch jetzt bei Covid-19 – erst ermöglichte. Autokratische, mit allen Mitteln arbeitende Potentaten sind – wie sich wieder einmal zeigte – auch auf dieser Ebene eine Bedrohung für den Frieden auf der Welt.

Covid-19 breitet sich zwar viel rascher und umfassender aus als SARS, ist also infektiöser, aber in der Regel ungleich harmloser. Der Anteil der Todesfälle unter den Erkrankten, die sogenannte Sterblichkeit, lag bei SARS bei etwa zehn Prozent, bei der Lungenkrankheit MERS sogar über 30. Bei Covid-19 belaufen sich gegenwärtige Schätzungen (Mitte März 2020) auf ein bis maximal zwei Prozent. Was immer noch erschreckend hoch wäre! In Europa ändert sich die Situation gegenwärtig täglich, so dass es wenig Sinn macht, an dieser Stelle den aktuellen Stand aufzulisten. Was klar zu sein scheint: Infektionsrate und Letalität schwanken von Land zu Land sehr stark.

China gibt die Sterberate mit 3,5 Prozent an, der Iran kam bei angeblich nur 139 Erkrankten auf 19 Todesfälle, was fast 14 Prozent bedeutet hätte. Das dürfte in diesen Diktaturen daran liegen, dass die wahren Infektionsraten nicht erhoben werden (können) oder verheimlicht werden. Oder auch daran, dass es dort mehr kranke, geschwächte Menschen gibt.

Um das begleitende Medienspektakel nüchtern einzuordnen: In den deutschsprachigen Ländern sind laut Robert-Koch-Institut in dieser Grippesaison mindestens 160 Menschen an der normalen Grippe gestorben, in normalen Jahren trifft es Tausende. In der Grippesaison 2017/18 waren es allein in Deutschland 25 000 – und es gab null Aufregung darüber! Was nur zu gern verschwiegen wird: Pro Jahr sterben allein in Deutschland aufgrund resistenter Keime durch Antibiotika-Orgien der Schulmedizin und »dank« der Massentier-Zucht-Häuser nach konservativer Schätzung ca. 30 000 Menschen unter anderem an Lungenentzündungen. Um die sollten wir uns doch auch kümmern, das kann sogar alle treffen! Es wäre in letzter Konsequenz supereinfach, allein durch Unterlassen gewisser Lebensgewohnheiten. Aber eben nicht im Interesse gewisser Kreise. Dass da nichts geschieht, nicht einmal ein bisschen öffentliche Aufregung Platz greift, gehört zum durchgängigen Kommunikations-Desaster, an dem unsere Welt leidet. Zur Wahrheit gehört auch: Wegen vergleichsweise minimaler Maserngefahr wird eine Zwangsimpfung beschlossen – Grundgesetz hin oder her. Muss man befürchten, dass alles, was der Pharmaindustrie schaden könnte, einfach chancenlos ist, egal wie wichtig es wäre?

WIE(SO) EIGENTLICH WERDEN DIESE ERREGER PLÖTZLICH FÜR SO VIELE MENSCHEN GEFÄHRLICH?

Eine Theorie besagt: Weit drüben in China, wo derlei Übel doch meist herkommt, essen sie alle möglichen und unmöglichen Wildtiere. Deren Blut bringe die Erreger unter die Menschen. Bei Tieren seien sie bekanntlich harmlos, aber für Menschen gefährlich, weil unserem Immunsystem unbekannt. Dieser Theorie schien zunächst auch die KP Chinas anzuhängen, denn die Wildtier-Märkte wurden sofort – und angeblich für immer – geschlossen. Das wäre immerhin und in jedem Fall etwas Gutes vom Schlechten im Sinn des *Schattenprinzips*. Allerdings haben die dortigen Machthaber in jüngster Zeit einen Theoriewechsel vollzogen: Jetzt verbreiten die Staatsmedien die »Erkenntnis«, der Erzfeind USA habe das Virus nach China eingeschleppt. Wohl nur, um es denen dort in die Schuhe zu schieben. Dem *Schattenprinzip* folgend, projiziert der Diktator die eigene Schuld auf die USA, der das aus der Pandemie folgende Wirtschafts-Desaster Chinas in der Auseinandersetzung zwischen beiden helfe.

Andere Theorien besagen, das Virus sei aus einem großen virologischen Institut in Wuhan entwichen – unabsichtlich oder gar gezielt. Dass dieses Institut sich schon vorher Corona-Viren-Impfstoffe hatte patentieren lassen, heize natürlich sogenannte Verschwörungstheorien noch an.

Die chinesische Diktatur hat die Entwicklung zur Pandemie jedenfalls entscheidend mitzuverantworten, weil sie die frühen Warnungen von Ärzten mit ihren üblichen Methoden beantwortete: Die Ärzte wurden mundtot gemacht, der Augenarzt Li Wenliang starb wirklich – ob an Covid-19, wie behauptet, ist letztlich nicht zu klären. Durch das politische Verschweigen konnte sich das Virus überhaupt erst so verbreiten. Herr Trump projiziert die Schuld nun auf die Europäer …

Offensichtlich bringen Spekulationen und Schuldverschreibungen auch hier nicht weiter.

WAS STECKT WIRKLICH DAHINTER?

Jede Entzündung ist ein Kampf des Abwehrsystems gegen Erreger – gleichgültig welcher Art. Bei jeder Grippe-Variante sind es Viren. Wie bei allen anderen Krankheitsbildern auch, ist hier ein Thema, das im Bewusstsein nicht bearbeitet wurde, auf die Körperbühne gerutscht.

Die ideale psychosomatische Bearbeitung in Zeiten einer Grippewelle wäre also, alle ungelösten Konflikte ins Visier zu nehmen und sich in Richtung einer wirklichen Lösung vorzuwagen. Jetzt wäre es naheliegend, schwelende Kriegssituationen von kalten wieder in heiße Kriege zu überführen, also wieder Energie in Richtung definitiver Lösungen zu investieren.

Letztlich steckt das Aggressions-Urprinzip dahinter, also alles, was mit Auseinandersetzung, Kampf und Krieg zu tun hat. Eben auf der Ebene von Gesundheit und Krankheit, neben Erkältungen und Grippewellen auch alle Entzündungen und Allergien. Wie jedes Ur- oder

Lebensprinzip hat auch Aggression eine destruktiv-unerlöste und eine konstruktiv-erlöste Seite. Während erstere mit Mord und Totschlag, Vergewaltigung und Brutalität verbunden ist, geht es bei letzterer um Mut und Konfrontationsbereitschaft, um In-Angriff-Nehmen »heißer Eisen«, um Energie und Offensivkraft, um erste Schritte, Entscheidungen-fällen, Sich-durchsetzen und -Behaupten.

TEIL 3

WAS JEDER JETZT BRAUCHT, IST SELBST-ERLÖSUNG VOM KRISENMODUS

Das Aggressionsthema dominiert unsere Lebenswelt derzeit ganz offensichtlich noch stärker als sonst schon. Wir erlösen es mit Mut zu Neuem, mit der Wiederentdeckung unserer persönlichen Kraft, mit beherzten, eigenständigen Schritten in Neuland, auch und nicht zuletzt in Form von Zivilcourage. Schon Platon setzte die Tapferkeit an die erste Stelle aller Tugenden. Sie wird gebraucht, um die eigenen heißen Eisen – nicht immer nur die der anderen – anzupacken. Um Konflikte bis in die Tiefe zu konfrontieren und sich den gestellten – nicht nur den selbst gewählten – Aufgaben zu stellen. Um für die eigenen Überzeugungen, aber auch für Schwächere und Schutzbefohlene einzustehen. Um sich gerade zu machen, Rückgrat zu zeigen, dem Leben mit seinen Herausforderungen die Stirn zu bieten und Entscheidungen zu fällen.

> Ent-scheiden meint, das Schwert aus der Scheide ziehen, um für Wesentliches zu kämpfen. Die TATKRAFT allen Anfangs ist hier zuhause und jeder erste Impuls, der erste aufsteigende Gedanke,

wie er auch bei »geführter Meditation« von so zentraler Wichtigkeit ist. Wer mit dem Schwung des Anfangs startet, ist ungleich schwerer zu stoppen als diejenigen, die erst um Erlaubnis zum Starten bitten müssen.

WAFFENPFLEGE FÜR DIE KÖRPERABWEHR

Am Zustand unseres Immunsystems können wir nicht nur ablesen, wie es um unsere Abwehrfähigkeit gegen Krankheitsbilder, sondern auch, wie es um unseren Mut und unsere Konfrontationsbereitschaft bestellt ist. Was wir abstrakt »Immunsystem« nennen, ist bezeichnenderweise fast überall in uns selbst: Es reicht von den Polypen in der Nase und den Mandeln im Rachenraum über die Thymusdrüse hinter dem Brustbein bis zum Darm im Bauch. All unsere Waffen im konkreten wie im übertragenen Sinn gehören dazu: von den Zähnen im Mund über eine scharfe Zunge, bei vielen zuständig für spitze Bemerkungen und Schlagfertigkeit, bis zu den Ellbogen und den Resten unserer Krallen, den Finger- und Fußnägeln. Alles mit Waffencharakter ist hier beheimatet – auch die Faust zum Zu- und Auf-den-Tisch-Hauen, die Füße zum Treten und natürlich unsere »roten« Muskel-Kraftpakete. Die Muskulatur ist ein sehr einfach zu deutender Spiegel unserer Aggressions- und Abwehrkraft; allerdings wird sie von Bodybuildern oft auch zur Kompensation benutzt.

Letzteres gilt heute auch für die Zähne. Ein Chaos im Mund durch Jacketkronen zu überdecken ist keine Frage der persönlichen, sondern der finanziellen Kraft. Das ist nicht einmal zwingend negativ. *Fake it, until you make it – spiel es, bis es spielend gelingt.* Beispielsweise die eigenen Muskeln bewusst zu trainieren kann jemand allmählich in eine neue, männlichere und kräftigere Gestalt hineinreifen lassen. Jedes sehr bewusste, damit fast rituelle Vorgehen lässt den Inhalt der Form folgen und wird letztlich Erfolg anziehen. Ähnlich kann bei den Zähnen Bewusstheit zahntechnisches Kunsthandwerk unterstützen und gelingen lassen.

Wer sich also fragt: Wie gehe in mit meinen Muskeln um?, diagnostiziert damit schon auch seinen Umgang mit Aggression.

SELBSTTEST
zur Muskulatur, dem System der roten Kraftpakete

1. Wie steht es um meine Muskeln? Wie sind sie, bin ich in Form?
2. Wie fest ist meine Bauchdecke?
3. Was sagen mir meine Arme und Armmuskeln über meine Kraft, mir Wichtiges heranzuholen und festzuhalten?
4. Wie stark sind meine Beinmuskeln? Kann ich gehen, wohin ich will? Durchstehen, was notwendig ist?
5. Habe ich meine Muskelmotoren durch Isoliermaterial (Fett) ersetzt?
6. Wo ist mein Auftreten verbesserungswürdig?
7. Wo sollte ich mehr zupacken? Mehr angreifen? Mein Leben in Angriff nehmen?

8. Wo möchte ich meine Krallen ausfahren und zeigen?
9. Wo die Ellbogen mehr einsetzen, um mich durchzusetzen und voranzukommen?

Wie steht es um meine Waffen im Mund und die Waffenpflege?

Test der Aggressionskraft beim Zahnstatus
1. Sind meine Zähne lebendige Waffenbrüder, die jeder für sich und allein stehen können?
2. Oder sind sie von Zahnstein verbacken, wegen Mangel an Waffenpflege?
3. Sind sie notgedrungen aneinander fixiert, weil einige Waffenbrüder ausfielen?
4. Welche Ausfälle sind zu beklagen?
5. Mussten tote durch künstliche Stellvertreter ersetzt werden?
6. Verraten Schliff-Faszetten, dass ich nachts knirsche, presse oder malme?
7. Musste ich eine Plastik-Zahnschiene als entmilitarisierte Zone in Betrieb nehmen, um die Waffenbrüder der oberen und unteren Etage zu trennen?
8. Habe ich schon mal eine solche Schiene durchgebissen, statt mich im Leben durchzubeißen? Was könnte ich mit der nächtlich vertanen Energie des Knirschens, Pressens und Malmens im Leben anfangen? Wo könnte ich diese Energien konstruktiver einsetzen?
9. Verrät mein Gebiss *Biss*, oder bin ich eher *bissig, verbissen* oder gar *zerknirscht*, beiße die Zähne zusammen und mich nur mühsam *durch*?

10. Oder habe ich einen gut restaurierten Zahn-Friedhof im Mund?
11. Wo könnte ich mich mit Biss durchbeißen, wo tatsächlich Mut und Zähne zeigen, statt verbissen durchzuhalten?
12. Wo sollte ich mich wirklich festbeißen im Sinn von mutig dranbleiben, auch wenn es zur Herausforderung wird?

Übungsmöglichkeiten:
1. Alles gut zu Brei kauen, statt dicke Brocken schlucken.
2. Wo bräuchte ich mehr Energie, um mich mutig zu beweisen?
3. Wo möchte ich Zähne zeigen, mich auf die (Hinter-)Füße stellen und behaupten?

Die Stirn der Konfrontation

Mit dem Hirn hinter der Stirn können wir bestens konfrontieren (lateinisch: frons/frontis = Stirn). Einer schwierigen Situation oder Person »die Stirn zu bieten« heißt, eine Front aufzubauen. Mit der harten Stirn lässt sich sogar jemand niederstrecken, wie es der französische Fußballstar Zinedine Zidane vor laufenden Kameras aller Welt vormachte.

Unsere Stirn ist – wie das Immunsystem – immer ehrlich und kaum beeinflussbar – ein stets klarer Spiegel, an dessen majestätische Erscheinung sich bisher nicht einmal plastische Chirurgen wagen.

Fragen an die eigene Stirn
1. Wie schaut meine Stirn aus? Was sagt sie aus?
2. Was sagt sie bezüglich meiner Konfrontationsbereitschaft?
   Ist sie fliehend und bezeugt körperliche Durchsetzungsfähigkeit?
   Oder mehr hochgewölbt, geistig-seelische Aufgaben symbolisierend?
3. Wo sollte ich wem demnächst die Stirn bieten?

Immunsystem und Muskeln lassen sich ähnlich gut trainieren, mit den Zähnen kann Biss entwickelt werden über offensives Kauen. Zumindest anfangs braucht es dazu oft Überwindung, wie etwa bei den Kneipp-Übungen. Abhärtung fordert und fördert das Immunsystem, noch tiefer aber geht ein herausfordernd-mutiges Denken zur Konfrontation der heißen Eisen im eigenen Leben. All das wird letztlich auch das Immunsystem fördern und ist nicht nur in Grippezeiten geeignet, um die Chancen zu verbessern, ungeschoren davon zukommen, oder: spielend damit fertigzuwerden.

Immunsystem-Test in Eigenregie
> Wie rasch erkälte ich mich?
> Nehme ich an keiner Grippewelle teil?
> Oder lass ich keine aus?
> Wie krankheitsanfällig bin ich im Allgemeinen?
> Wie heiß bin ich auf mein Leben?
> Oder lässt es mich oft kalt?
> Nehme ich voll am Leben teil?

> Oder habe ich resigniert? Meine Unterschrift unter mein Leben zurückgezogen?
> Wann hatte ich zuletzt Fieber?
> Kann ich überhaupt noch fiebern? Das heißt, alles in den körperlichen Kampf um mein Leben werfen?
> Wobei fiebere ich noch im übertragenen Sinn mit?
> Worauf bin ich heiß? Was macht mich besonders heiß?

CHECKLISTE ZUR KÖRPERLICHEN ABWEHRSTÄRKUNG

Alles schon Erwähnte, wie Waldbaden zur Steigerung der Zahl natürlicher Killerzellen, Bewegung in frischer Luft, Jogging beziehungsweise Waldlauf, abhärtende Kneipp-Übungen.

Tai Chi (die sanfte Grundform aller Kampfkünste → Video-Anleitung unter: www.LebensWandelSchule.com) sowie, im vollen Bewusstsein, dabei echte Kampfkunst zu üben:
> (Kick)Boxen und Karate in frischer Luft und freier Natur
> Saunieren in der Bio-Sauna mit anschließender Kaltwasseranwendung von peripher nach zentral und dann mindestens genauso langer Ruhepause – noch besser mit geführter Entspannungsmeditation
> Sekundäre Pflanzenstoffe zur Abwehrstärkung. *Kurzzeitfasten* und eine Fastenwoche mit anschließender Umstellung auf pflanzlich-vollwertige *Peacefood*-Kost zur Regeneration. Zum Aufbau des Immunsystems und seiner weiteren Stärkung ist auch noch an

möglichst viel frische, offensiv gekaute Rohkost zu denken.
> Fiebern wäre anzuregen, etwa in der Infrarot-Kabine, statt es zu unterdrücken. Barfuß gehen, um Antioxidantien von Mutter Erde aufzunehmen.

EMINENT WICHTIG: SEELISCHE ABWEHRSTÄRKUNG

Einstellungs- und Verhaltensregeln
1. Seelische Verletzungen mutig ansprechen
2. Sich nichts gefallen lassen, was schadet; mutig solchen Verletzungen entgegentreten
3. Hilfsbedürftige wie Kranke, Behinderte, Kinder und Tiere vor Verletzungen couragiert in Schutz nehmen
4. Bewusst Zivilcourage üben
5. Mutig gegen Unrecht angehen, sich aus der Deckung wagen, Flagge zeigen und sich stellen
6. Ungelöste Konflikte konfrontieren und lösen

Abwehr auf Bewusstseinsebene
Hier gilt es im Gegenteil, die Abwehrhaltung zurückzunehmen, offener zu werden für neue, auch fremde Einflüsse, ob von partnerschaftlicher oder kultureller Seite. Mutiger zu integrieren. Zu lernen, für eigene Standpunkte zu stehen, sie zu vertreten, zu verteidigen. Bereitschaft zu beweisen, auch mal gegen den Strom (Mainstream) zu schwimmen. Konstruktive Streitkultur entwickeln.

Geistig neue Positionen erobern, um weiter zu werden und zu sich selbst zu kommen, statt zu warten. Mut,

Irrtümer einzugestehen, aus Fehlern und Fehlendem lernen. Ent-täuschungen als Ende von Täuschungen schätzen lernen. Mutiges Umdenken wagen.

Mit Tapferkeit Wertvolles bewahren, es mutig mit Neuem verbinden.

IMPFUNGEN: EINE PHÄNOMENALE ERFOLGSGESCHICHTE?

Nachdem »Vater Staat«, Medien und Schulmedizin die Bevölkerung nun erfolgreich mit Covid-19 in Angst und Schrecken versetzt haben, wird sie auf Impfung, als einzig verbliebene Hoffnung, eingeschworen. Im Sinne der »Impffreudigkeit« ist das allein schon ein großer Erfolg.

Aber sind Impfungen wirklich die phänomenale Erfolgsgeschichte, als die sie hingestellt werden? Genau betrachtet, hat die einschlägige Industrie in den letzten 30 Jahren keine verlässliche Erfolgskontrolle zustande gebracht, wie unlängst in den USA gerichtlich klargestellt wurde. Meine kritische Haltung habe ich bereits in dem Taschenbuch *Wenn wir gegen uns selbst kämpfen* in einem ausführlichen Kapitel dargelegt und möchte sie hier nicht wiederholen.

Im Hinblick auf das Impfen stoßen wir auf eine weitere Form von Abwehr-Thematik. Das zentrale Thema ist und bleibt die Immunstärkung, aus meiner Sicht sogar erst recht für die Geimpften. Mein persönlicher Eindruck aus über 30 Jahren ärztlichem Praxisbetrieb ist, dass Impfungen eher abwehrschwächend als -stärkend sind. Ich stehe damit keineswegs allein. Auch anthroposophische und homöopathische Kinderärzte halten Kinderkrankheiten für wichtige gesundheitliche Reifungsschritte. Tiefenpsychologisch gesehen, sind Impfungen eine Form von Unterlaufen der von der Natur geforderten Auseinandersetzungs-Bereitschaft.

Wer allerdings Impfungen ablehnt, muss Kindern entsprechenden Nestschutz gewähren. Er ist für jedes Kind wichtig, ungeimpfte wie geimpfte Kinder. Eltern, die A sagen, müssen auch B sagen. Was meine ich damit?

Wesentlich ist die offene Grundhaltung dem Aggressionsprinzip gegenüber, unter Betonung von dessen konstruktiv-erlöster Seite. Der beste Nestschutz ist langes Stillen an der mütterlichen Brust: »Breast is best«, weiß auch die Gynäkologie; jedenfalls in den USA wird das nun auch wieder offen propagiert. Aus meiner Sicht sollte sogar über das erste Jahr hinaus gestillt werden, damit das neue Menschenleben in seinen »ersten 1000 Tagen« weit(er)gehend durch den Körper der Mutter ernährt wird (Schwangerschaft plus die ersten beiden Lebensjahre). Damit werden – laut der in *Individualgewicht* vorgestellten Studien – die Weichen für eine gesunde Zukunft gestellt.

Aber auch viele der hier erwähnten Maßnahmen zur Abwehrstärkung gehören dazu, von gesunder pflanzlich-vollwertiger Kost über Bewegung in frischer Luft, am besten im Wald usw. Lediglich Fasten ist noch nichts für Kinder im Aufbau. Förderung eines verlässlichen Immunsystems und Abwehrstärkung laufen auf dasselbe hinaus, insofern gelten hier die weiter oben erwähnten Maßnahmen.

Das Narrativ von Pharmaindustrie, Schulmedizin und Mainstream-Medien ist, dass Impfungen – und im Ernstfall Impfungen allein – umfassenden Schutz vor Infektionskrankheiten bieten können. Es wird darüber hinaus unterstellt, im Prinzip könnte jede Infektionskrankheit – auch zukünftige, die wir noch gar nicht kennen – durch flächendeckende Impfung aus der Welt geschafft werden. Davon abweichende Meinungen werden zumindest indirekt zensiert, indem Politik und meinungsführende Medien die Abweichler pauschal zu verantwortungslosen Spinnern erklären. Dabei wird offen zugegeben: Ob Zwangsimpfungen überhaupt mit dem deutschen Grundgesetz vereinbar sind, ist zumindest fraglich. Sie werden trotzdem durchgezogen – siehe Masern-Zwangsimpfungen. Selbst als Arzt darf man mittlerweile nicht einmal mehr erwarten, ungestraft dagegenreden zu dürfen. Die österreichische Ärzteschaft fühlte sich berufen, den erklärten Impfgegner Dr. Johann Loibner mit Berufsverbot zu belegen und durch alle Instanzen gegen ihn zu prozessieren, bis sie endlich höchstrichterlich in die Schranken gewiesen wurde.

Nur noch hinter vorgehaltener Hand mag eine wachsende Anzahl der Kollegen ihre Beobachtung preisgeben, dass vielfach geimpfte Kinder doch meist anfälliger und kränklicher wirkten als Nicht-geimpfte. Inzwischen gibt es sogar Studien, die das belegen. Beispielsweise wurden Kinder in zwei Gruppen aufgeteilt, von denen eine die typische Grippeimpfung bekam, die andere keine. Anschließend wurde festgestellt, wie häufig sie an verschiedenen Viren erkrankten. Das Ergebnis offenbarte, dass die geimpften Kinder eine mehr als viermal so hohe Wahrscheinlichkeit hatten, an Viren zu erkranken. → https://www.ncbi.nlm.nih.gov/pubmed/22423139

Auch jene Studie, die besagt, dass Säuglinge, die in den ersten zwei Lebensjahren eine Antibiotika-Kur verpasst bekommen, später mehr als doppelt so oft zu Allergikern werden, hat mich keineswegs überrascht. Lediglich, dass mutige Forscher sich überhaupt noch trauten, so etwas zu veröffentlichen.

Ich behaupte, maßgeblich dank der allopathischen Erreger-Unterdrückungsmethoden der Pharmaindustrie und der von ihr vereinnahmten Schulmedizin haben wir es geschafft, die Allergierate seit meinem Examen vor gut 40 Jahren von 8 auf über 40 Prozent der Bevölkerung zu steigern. Die Lebensmittel-Industrie hat es – unter Geleitschutz einer ebenso fehlgeleiteten konzernfreundlichen und gesundheitsfeindlichen Politik – zeitgleich geschafft, die Nahrungsmittel-Unverträglichkeiten in schwindelnde Höhen zu treiben. Nicht zuletzt mit einem veritablen Giftcocktail in ihren Fertigprodukten, die von gehetzten und gestressten ZeitgenossInnen in rasanten Steigerungsraten verzehrt werden. Ob die »Corona-Krise«, mit Millionen Menschen in Stubenarrest, wohl wenigstens zu einer kleinen Renaissance des Kochens am heimischen Herd führen wird? Es wäre zu hoffen.

Die Schulmedizin hat auch viel Beeindruckendes geschafft. Ihre Fortschritte im reparativen Bereich, also allen operativen Fächern, sind schier unglaublich und völlig unbestritten. Ich selbst werde für immer dankbar sein für das Kunstwerk, das begnadete Herzchirurgen im

Herzen unserer Tochter Naomi vollbracht haben. Zudem gibt es in der Diagnostik der bildgebenden Verfahren, aber auch der Labormedizin und weit darüber hinaus so viel, worauf wir stolz sein können.

Aber das *Schattenprinzip* gilt auch für die Medizin, und wenn wir erkennen, dass im Schatten unser größter Schatz liegt, hat auch das etwas Wunderbares. Wir impfen nun schon so lange und erreichen (fast) nichts, jedenfalls nicht das, was wir wollen und was uns in aktueller Situation wirklich helfen würde: dauerhaften Schutz vor Grippe-Attacken. Erkennen wir doch an, dass es Leute gibt, die kerngesund sind, obwohl – oder gerade weil – sie sich schon seit Jahrzehnten nicht mehr impfen ließen. Oder nie! Wie meine Mutter in Großvaters ärztlichem Geleitschutz, der damals noch etwas galt. Sein oberstes Prinzip war stets: *Nihil nocere* – vor allem nicht schaden!

AUCH GLÜCK IST EIN IMMUNSCHUTZFAKTOR

Diese Menschen, die ohne Impfungen und bisweilen sogar ganz ohne Schulmedizin auskommen, sie haben oft ein Geheimnis: Glück! US-Wissenschaftler – die berühmten, denen unbedingt zu glauben ist (!) – haben zuverlässig ermittelt: Glückliche Menschen sind gesünder, ihre Wahrscheinlichkeit zu erkranken, sinkt um 30 Prozent. Glückliche Leute leben auch länger, durchschnittlich fast ein Jahrzehnt. Nach meinem persönlichen – wissenschaftlich natürlich völlig ungesicherten – Eindruck haben sie den »langen Atem der Sieger«, und beim Anflug einer Erkältung setzen sie sich nicht gleich eine Maske vor Nase und Mund. Stattdessen setzen sie sich hin und machen eine Meditation, am besten eine Atem-Meditation. Oder sie bewegen sich, tief durchatmend, bei einem Waldspaziergang.

Glückliche Menschen leben – wen wundert's? – auch in glücklichen, erfüllenden Beziehungen. Glückskinder tun sich eben überall und natürlich auch in der Partnerschaft leichter. Und selbstverständlich – nach dem Resonanz-Gesetz, dem zweitwichtigsten der *Schicksalsgesetze*, fühlen sich glückliche Menschen von glücklichen Menschen angezogen.

Dazu brauchen wir eigentlich keine wissenschaftliche Bestätigung durch Studien, aber nun haben wir auch die noch. Selbstverständlich haben die Glücklichen auch bessere Chancen, glücklichere Kinder aufzuziehen.

Für moderne, schon weitgehend US-amerikanisierte Wesen das Wichtigste zum Schluss: Glückliche Leute verdienen obendrein auch noch mehr Geld – über das ganze Leben hochgerechnet – eine ganze Million US-Dollar mehr.

Das ahnten die meisten schon, und passend dazu sollten wir anerkennen, dass glückliche Menschen aus derselben Gesetzmäßigkeit heraus sich viel leichter damit tun, das Unglück einer Infektion eben *nicht* anzuziehen.

TEIL 4

SO MACHEN WIR DAS BESTE AUS DER SITUATION

Eine Grippewelle wie die jetzige gibt uns durchaus Gelegenheiten, sinnvolle Schritte zu unternehmen, statt in Angst und Starre zu verfallen. Statt mit Quarantäne-Maßnahmen zu hadern und sie als Freiheitsberaubung zu sehen, sollten wir uns bereitwillig endlich wieder einmal Ruhe gönnen und uns nach innen statt nach außen wenden. Das ist es doch, wonach sich alle angeblich sehnen! Hier nur ein paar praktische Anrgungen:

Endlich wieder mehr nach innen zu gehen ist ganz grundsätzlich nicht nur das Gebot der Stunde, sondern zeitlebens geboten, angesichts der herrschenden Lebensverhältnisse. Wenn nicht jetzt – wann dann?

Statt den Adrenalinkick von Massenveranstaltungen zu suchen, werden wir jetzt darauf gestoßen, die bereits beschriebenen, Serotonin- und Dopamin-gestützten Hochgefühle zu genießen. Zum Beispiel, indem wir uns im kleinen Kreis lebendig fühlen, weil wir uns umfassender und tiefer kennenlernen.

Qualität statt Quantität ist beim Essen doch ohnehin der neue Trend: jetzt vollwertig kochen, statt Minderwertiges auftauen und aufbacken! Vermehrte Online-Aktivität muss nicht negativ sein! Das Internet als Chance zu entdecken, kreativ und kommunikativ zu sein, ist eine tolle Möglichkeit für Jung und Alt. Im pandemisch besonders geplagten Italien gibt es Skype-Gruppen, die sich zum gemeinsamen Abendessen verabreden und sich stundenlang miteinander unterhalten, als sei man im Restaurant. Von den italienischen Improvisationsexperten können wir uns in der gegenwärtigen Situation einiges abschauen.

Last, but not least: Weniger motorisierte Mobilität schont Nerven und die Umwelt. In China hat sich die Luftqualität bereits signifikant verbessert. Und die für Chinesen traditionell so wichtigen Familienbande, die im Zuge der massiven Industrialisierung des Landes schwer gelitten haben, werden wiederbelebt. Auch daran können wir uns ein Beispiel nehmen.

Insgesamt gilt: Gerade was die vielbeschworene, dabei immer noch viel zu wenig praktizierte Nachhaltigkeit bedeutet, können wir jetzt an und mit uns selbst üben, statt sie immer nur von der »Gesellschaft« einzufordern. Es ist ohnehin überfällig, damit endlich Ernst zu machen – bei jeder und jedem von uns. Wo diese neuartige Grippe uns nun sowieso dazu zwingt, wäre es da nicht besser, es als Chance zu sehen, die wir frei- und bereitwillig annehmen sollten? Vielleicht sogar in einer Haltung, die gänzlich aus der Mode gekommen zu sein scheint: Demut.

Optimal wäre natürlich, Ruhe und Stressfreiheit als Chance zu nutzen, einen echten persönlichen Entwicklungsschritt zu unternehmen: grundsätzlich gesünder, vollwertiger zu essen, alle Mahlzeiten wieder selbst zu-

zubereiten? Vielleicht sogar eine Fastenzeit einzulegen? Oder wenigstens die Zahl der Mahlzeiten von drei auf zwei zu reduzieren und mit mehr Ruhe und Genuss zu essen: Weniger ist auch in dieser Hinsicht mehr. Wer sich jetzt auf diesen Weg begibt, genießt eine sonst höchst ungewöhnliche Unterstützung: die der allgemeinen Lebensumstände. Und gibt es inmitten der gehypten Hysterie ringsum überhaupt noch Ausreden, nicht *gerade jetzt* die eigene Angst anzuschauen? So lange in sich selbst hineinzuspüren, bis sich die Enge weitet und in Angstfreiheit auch die Immunkraft wächst.

EINE GUTE ZEIT ZUM ÜBEN UND WACHSEN

Mal ehrlich: Wo ist das Problem, wenn Politiker, die sich sowieso nicht mögen, sich nicht mehr demonstrativ vor Kameras die Hände schütteln? Oder gar abbusseln? Lieber die Hände öfter waschen – am besten in Unschuld, weil man das, was einen selbst und andere kaputt macht, endlich zu heilen begonnen hat.

Husten wir alten Gewohnheiten was – statt jemand anzuhusten. Lieber in die eigene Armbeuge mit den Tröpfchen aus unserem Körperinneren, damit sie nicht mit der Geschwindigkeit von Gewehrkugeln andere Menschen treffen. Vieles können wir tatsächlich und schon immer besser mit uns selbst ausmachen. Jede Kleinigkeit zählt. Achtsamkeit und Verantwortlichkeit sind gefragt. Eine gute Zeit zum Üben! Wenn aus vermeintlichen Kleinigkeiten bewusste Rituale werden, ist schon einiges gewonnen. Wo wir aus Routine Rituale schmieden, sind wir auf bestem Weg zu umfassender Bewusstheit. Aufmerksamkeit und Achtsamkeit sind wundervolle Hilfen der Entwicklung und Zauberworte im Sinne spiritueller Selbstverwirklichung.

Es geht auch um Verzicht. Zu verzichten fällt uns schwer, aber es ist überfällig, dass wir damit beginnen. Sonst bekommen wir unser Umweltproblem nie in den Griff. Im Verzicht – wieder und wieder erwähne ich das Fasten, und nicht aus Gewohnheit, sondern aus gutem Grund – erleben wir, was und wie wenig wir tatsächlich brauchen, um wirklich zufrieden zu sein. Ein befreiendes und befriedigendes Gefühl: Persönlich freue ich mich über alles, was ich nicht brauche. Über das Wenige, das ich wirklich brauche, freue ich mich umso mehr!

Wer vor der eigenen Haustür kehrt, wird nicht nur bei sich selbst Sauberkeit schaffen, sondern auch Sauberkeit verbreiten. Selbst ein Beispiel zu geben ist die nachhaltigste Art *und weise*, die Herzen zu erobern und Menschen zum Mitmachen zu bewegen.

Es beginnt wahrhaftig immer bei einem selbst, in ganz handfestem Sinn, auch in Zeiten wie diesen: Wenn es im eigenen (Körper-)Haus schön (und) sauber ist, lässt es sich auch viel angenehmer zu Hause bleiben. Und wer in jeder Hinsicht mehr bei sich selbst bleibt, muss nicht auf andere projizieren, was in ihm oder ihr selbst in Ordnung gebracht werden sollte. Damit ließe sich ein ganzes Menschheitsproblem angehen, und eines der größten Übel unserer Zeit. In Zeiten der Ein- und Heimkehr sind die Spielregeln des Lebens leichter zu erlernen! Wer diese zeitlosen Regeln oder *Schicksalsgesetze* kennt, gewinnt zunehmend (Lebens-)Freu(n)de. Wer ihnen folgt, erntet auch mehr Erfolg – auch in *Lila*, dem kosmischen Spiel, wie die Inder das Leben nennen.

Die jetzt von der Politik eingeforderte äußere Sauberkeit sollte nicht zum neurotischen Putzfimmel an Händen, Wohnung oder Haus verkommen, sondern auf das Körperhaus, die Wohnung der Seele, und vor allem das Bewusstsein ausgeweitet werden. Ein sauberer Tisch auf einem sauberen Boden ist gesund und hat auch sonst etwas, aber mindestens so gesund und wichtig sind saubere Gedanken.

Der Weg dorthin ist gut und auf vielen Ebenen erprobt. Im Folgenden einige selbst erlebte Beispiele:

Beispiel 1: Vor Jahrzehnten, bei meinem ersten New-York-Besuch, wurde ich vor der U-Bahn gewarnt. Die sei im Wortsinne die Unterwelt, ein Eldorado der Kriminalität. Dann ließ der Bürgermeister die Bahnhöfe sanieren, die Züge neu streichen und Zug für Zug Sauberkeit erkämpfen. Immer wieder wurden die Schmierereien überstrichen, die Schmierer somit letztendlich entmutigt. Mit Schmutz und Unordnung verabschiedete sich auch die Kriminalität. 40 Jahre später, bei meinem letzten New-York-Besuch, stieg ich in Brooklyn wieder in die U-Bahn und fand sie noch immer gut in Stand. Dass viele Fahrgäste inzwischen aus der Form geraten waren, ist eine andere Geschichte …

Das ist nicht logisch, sondern analogisch, aber sehr wirksam.

Beispiel 2: Als wir unser Haus in Zypern übernahmen, erbten wir von den Vorbesitzern ein unglaubliches Arsenal an Chemiewaffen gegen Ungeziefer, an erster Stelle Kakerlaken. Das ganze Haus war ziemlich klebrig, man sah zwar keinen richtigen Schmutz, spürte aber etwas Pappig-Unbehagliches. Trotz der chemischen Kriegführung sammelte ich zahlreiche Kakerlaken ein, auch um die Nerven meiner Partnerin zu schonen.

Sie aber hatte eine andere Strategie, indem sie das gesamte Chemiewaffen-Arsenal entsorgte und mit einem in meinen Augen beispiellosen Hausputz loslegte. Das erzielte Ergebnis entpuppte sich zu meinem Erstaunen als Ende der Kakerlaken-Wirtschaft. Sie müssen nicht mehr umgebracht werden, sondern sind einfach nicht mehr da!

Beispiel 3: Auf Bahnhöfen werden Obdachlose durch Polizisten mit Gewaltandrohung verjagt – aber wo sollen sie denn hin? Solange man das Übel nicht an der Wurzel packen kann oder mag, indem äußere Armut und innere Armseligkeit in einem gesamtgesellschaftlichen Kraftakt beseitigt werden, wird man auch dieses Problem nicht »sauber lösen«. Ich bin weit davon entfernt, hier Ratschläge erteilen zu wollen. Aber ich habe auch erlebt, wie sanfte klassische Musik die Polizei überflüssig machte, auch wenn das in der Tiefe keine Lösung war.

Die Sachlage erscheint mir nur ein schlagendes Beispiel dafür zu sein, wie sich innere und äußere Not gegenseitig bedingen und dass ohne inneren Wandel nie der äußere Wandel gelingen kann.

Sanfte, nachhaltige Methoden bringen eine spezielle Energie ins Spiel und sind letztlich viel wirksamer als jede »allopathische Keule«, also das Herumdoktern an und die Unterdrückung von Symptomen – ganz gleich ob im Hinblick auf physische oder psychische Gesundheit und sogar im Hinblick auf die großen gesellschaftlichen Probleme. Allopathische Medizin kann zweifellos Leben retten. Etwa, wenn wir bei allergischem Schock hochdosiert kreislaufzentrierende Mittel und Kortison spritzen. So wird das Leben bewahrt, die Allergie aber nicht einmal beseitigt. Zu heilen ist sie nur mit sanften Mitteln wie Ernährungsumstellung und geistig-seelischem Verständnis, wie unzählige Beispiele beweisen.

WAS KÖNNEN WIR FÜR DIE ZUKUNFT LERNEN?

Heilung braucht nach Aaron Antonowski, dem Begründer der Salutogenese, drei Stufen:
1. Verstehen
2. Wandeln
3. Einordnen in den großen Lebenszusammenhang.

Um uns vor weiteren Angst- und Panik-Orgien, ob anlässlich von Grippewellen oder sonstigen Bedrohungen, zu schützen, ist es unumgänglich, die Hintergründe zu durchleuchten. Nur wenn in die Tiefe geschaut wird, gerät das eigentliche Problem in den Blick und der innere Wandel wird möglich und damit die unabdingbare Voraussetzung für die Einordnung der gewonnenen Erkenntnisse in den Gesamtzusammenhang des Lebens.

Wir werden aktuell zu Zeugen, wie ein Feld von Angst aufgebaut und dabei die Schwächung der Abwehrkraft ganzer Bevölkerungen in Kauf genommen wird. Dass dies in voller Absicht geschieht, will ich nicht unterstellen. Dass die Konsequenzen aber praktisch allen Journalisten und Gesundheitspolitikern gänzlich unbekannt sein sollten, mag ich ebenso wenig glauben. Schließlich handelt es sich um ein Phänomen, das von der – schulmedizinischen! – Psychoneuroimmunologie bereits gründlich untersucht und belegt worden ist.

Wofür ist das also gut, wem nützt es? Es sollte sich aus dem ergeben, was tatsächlich erreicht wird. Es wird proklamiert, dass wir nun besonders hygienisch und achtsam sein sollten. Aber die Wirklichkeit zeigt sich mindestens ebenso in Panikkäufen von Nudeln und Toilettenpapier, Gesichtsmasken und Desinfektionsmitteln. Tatsächlich holt die angewendete Strategie also, neben der Angst vor Ansteckung, auch die Angst vor Verhungern und Verdrecken hervor. Angst macht Menschen gefügig und gehorsam … Zwangsläufig muss es dann irgendwann nur noch darum gehen, die Ausbreitung des Erregers zu verlangsamen. Was bedeutet: Man preist die völlige Durchseuchung der Bevölkerung in die Rechnung mit ein. Sobald es so weit gekommen ist, wird die Losung ausgegeben werden, dass alles doch nicht ganz so schlimm sei. Inzwischen wird verbreitet, mindestens 80 Prozent der Verläufe seien bei Covid-19 praktisch harmlos. Schwere Verläufe beträfen nur »vorgeschädigte«, faktisch also kranke und/oder ältere Menschen.

Das Alter ist aber keine Krankheit! Darauf möchte

ich mit fast 69 Jahren und als Autor von *Das Alter als Geschenk* doch ausdrücklich Wert legen. Gleichwohl natürlich kann das Alter mit reichlich Symptomen und Krankheitsbildern belastet sein. Doch ist auch das eben nicht ein unabwendbares Schicksal. Wir können auch hier gezielt vorbeugen. Nicht durch Früherkennung der Schulmedizin, die ja keine Vorbeugung ist, sondern bestenfalls eine Information über bereits bestehende Schäden. Ich wage die Behauptung, dass Alzheimer vermeidbar und sogar heilbar ist. Nur wird uns die Information darüber vorenthalten. Dale Bredesen von der UCLA (University of California Los Angeles) hat in einer wissenschaftlichen Studie von zehn Alzheimer-PatientInnen verschiedenen Grades durch Lebensstil-Veränderungen neun zurück zur Gesundheit gebracht. Der Zustand des zehnten konnte »nur« gebessert werden. Die Finn-Studie mit weit mehr TeilnehmerInnen führte zu ähnlich positiven Ergebnissen. Die Lebensstil-Umstellungen beider Studien ähneln sehr den Vorschlägen in diesem Buch. Wann ist es so weit, dass die Schulmedizin endlich ihre eigenen Studien zur Kenntnis nimmt?

Inzwischen lässt sich mit wissenschaftlichen Studien auch belegen, wie katastrophal sich die gängige Krebstherapie der Schulmedizin mit ihren Chemotherapeutika auswirken kann. Auch hier herrscht profundes Schweigen seitens derer, die uns doch »eines der besten Gesundheitssysteme weltweit« verkaufen wollen. Das kommt eben auf die Maßstäbe an. Und vor allem: Wir könnten es so viel besser durch Integration von Komplementärmedizin, Ernährungsmedizin und Psychosomatik.

Ob Covid-19 als die hingestellte tödliche Seuche oder nur eine weitere Grippewelle in die Geschichte eingehen wird, muss sich zeigen. Auch an der Grippe sterben jährlich Tausende Menschen, und das Gebot der Stunde ist, zuallererst den vorerkrankten alten Menschen zu helfen. Darüber immerhin herrscht Einigkeit, und wir Ärzte, die Naturheilverfahren nutzen, können es auch sehr gut – und auch jetzt schon, im Gegensatz zur Schulmedizin, die erstmal 2 Milliarden braucht, um in diesem Jahr keine Grippe-Impfung mehr zu schaffen, aber dann vielleicht im nächsten.

Warum aber muss der zuständige deutsche Spitzenpolitiker Menschen über 60 nun ausgerechnet eine Impfung gegen Pneumokokken empfehlen? Entschuldigung, Herr Minister: Das sind Bakterien, aber wir haben es mit Viren zu tun. Warum also ausgerechnet Gefährdete nun noch zusätzlich gefährden? Dass frische Impfungen empfindlich schwächen können, gibt sogar die Schulmedizin zu.

Wir könnten und sollten uns vor Augen halten: Schon bei den Vogel- und Schweinegrippe-Inszenierungen hatte die Pharma nur das nachweislich nutzlose und wegen seiner Nebenwirkungen auch noch gefährliche Tamiflu zu bieten. Die natürlichen Maßnahmen von Mutter Natur sind dagegen praktisch nebenwirkungsfrei und durchweg viel günstiger – aber natürlich nur für die Betroffenen, nicht für die Konzerne. Das endlich zu erkennen halte ich für an der Zeit. Ja, ich denke, es ist höchste Zeit!

Covid-19 offenbart uns unsere grundsätzliche Hilflosigkeit. Das ist sicher ernüchternd und für viele erschütternd, aber war das nicht immer so? Christen beten im Vaterunser »Dein Wille geschehe«. Ist das nicht sowieso selbstverständlich? Bitten sie nicht vor allem darum, diese Tatsache immer besser annehmen zu können? Christen können das natürlich auch eher, weil sie wissen, dass wir tiefer als in Gottes Hand nicht fallen können.

AUSBLICK IN EINE UNSICHERE ZUKUNFT – MIT HOFFNUNG AUF ALTBEWÄHRTES

Unsicher – das war die Zukunft allerdings schon immer. Das einzig Sichere ist, dass es keine Sicherheit gibt. Nach wie vor gilt Heraklits berühmtes *panta rei*: Alles fließt – ist im Flow, wie wir in Anlehnung an die Glücksforschung sagen könnten. Ein wundervolles Fließen!

Selbst wenn alle Wunderwerke von Medizin und Wissenschaft nichts helfen sollten und wir am Ende eine Durchseuchung fast der gesamten Bevölkerung bekommen, bleibt uns immer noch und vor allem eines: die Unterstützung durch die Mittel und Methoden von Mutter Natur. Selbst wenn es nach überstandener Infektion zu Zweitinfektionen kommt, wofür aus China und Japan schon Hinweise vorliegen, machen Impfungen – auch nach Schulmedizin-Logik – keinen Sinn.

Im Augenblick erscheinen die vielen Gesundeten – und das sind deutlich mehr als die Neuerkrankten – am besten dran zu sein. Sie haben es hinter sich und dürfen sich also ziemlich sicher fühlen. So können wir lediglich die Ausbreitung von Covid-19 noch verlangsamen, um den jetzt schon überforderten Gesundheitssystemen die Chance zu geben, mit der Situation wenigstens annähernd fertigzuwerden.

Auch das ist noch nicht der Weltuntergang, weil eben wiederum alles andere als wirklich neu. Vor nicht so langer, nämlich Nietzsches und Semmelweis' Zeit waren nicht nur diese beiden, sondern über 90 Prozent der Bevölkerung mit Syphilis infiziert, aber durchaus nicht alle so krank wie diese Berühmtheiten. Es wird also in jedem Fall weitergehen, und auch im schlimmsten Fall wird uns nichts anderes übrig bleiben, als auf die altbewährten Mittel der Naturheilkunde zurückzugreifen. Wir sollten dazulernen und es auch jetzt schon tun, um uns möglichst viel zu ersparen.

Lernen macht – ich werde nicht müde, immer wieder auf relevante wissenschaftliche Studien zu verweisen – erwiesenermaßen glücklich. Was also können wir von Covid-19 im Sinne zukünftigen Glücks lernen? Am besten schon jetzt, wo noch niemand wissen kann, wo es für uns damit hingeht. Vor allem doch wohl, etwas gegen die Angst zu tun. Nicht zuhause verängstigt herumzuhocken, auf den erlösenden neuen Impfstoff wartend.

Das deutsche Robert-Koch-Institut kündigt unterdessen in Bälde verfügbare Pharmaka gegen Covid-19 an und bezieht das ganz selbstverständlich nur auf solche der Pharmaindustrie. Die WHO bläst ins gleiche Horn: www.researchgate.net/publication/281876323_ Why_the_Corruption_of_the_World_Health_Organization_WHO_is_the_Biggest_Threat_to_the_World's_Public_Health_of_Our_Time

Und bestimmt wird die Industrie auch jetzt wieder so einiges produzieren. Das ist kein Vorwurf, sondern ihr gutes Recht und ein sehr gutes Geschäft, und immer mal wieder ist ja auch Wichtiges, manchmal sogar Lebensrettendes dabei. Von den über 100 000 Pharmaka, mit denen die Industrie bei uns den Markt zur Steigerung ihrer Geschäftsinteressen und zur Verwirrung der Ärzte überschwemmen darf, sind ca. 2000 wesentlich und notwendig. Also so viele, wie es in Schweden (!) gibt und in der Ex-DDR gab.

WIE WAR DAS DOCH GLEICH MIT TAMIFLU?

Bei Ankündigungen wie der obigen muss ich leider gleich an Tamiflu denken und erwarte mir auch von einer etwaigen Impfung wenig Hilfe. Wann hätte eine Impfung jemals gegen eine Grippewelle geholfen? Im Jahr der von der WHO ausgerufenen Schweinegrippe-Pandemie starben in Deutschland im Übrigen weniger Menschen an Grippe als in den Jahren unmittelbar davor. Selbst für dieses »mickrige« (eigentlich doch sehr positive) Ergebnis musste noch eigens die Pandemie-Definition angepasst werden. Sonst wäre die vorherige Panikmache vollends als das entlarvt worden, was sie im Kern war: eine Werbekampagne für die Pharmaindustrie.

Fassen wir zusammen: Indem sie Angst schüren und Panik machen, tragen Politik und Mainstream-Medien letzten Endes zur Verbreitung der Covid-19-Pandemie noch bei. Und selbstverständlich beschwört die Angstmache der Mainstream-Medien die Panik-Käufe vieler Verängstigter herauf, auch wenn man dann noch selbst dagegen anschreibt.

Etwas ganz anderes wäre hochwichtig, denn wir wissen doch sehr gut, wer am meisten gefährdet ist und jetzt dringender denn je Hilfe bräuchte. Eben diejenigen mit Krankheitsbildern, die mit Lebensstil-Veränderungen gut heilbar sind. Es sind die Übergewichtigen, Diabetes-II-PatientInnen, insofern auch alle mit Vorstufen wie metabolischem Syndrom und Insulinresistenz. Aber auch Hochdruck-PatientInnen und RaucherInnen. Doch gibt es in den Massenmedien so gut wie keine Informationen dazu, was ihnen wirklich und nachhaltig helfen würde. Obwohl es doch hinlänglich bekannt ist! Das muss man eigentlich Verhinderung von Heilung durch Behinderung wirksamer Hilfsmaßnahmen nennen. Und so etwas sollte nicht strafbar sein? Das Gegenteil ist der Fall, denn wer so fragt, wird disqualifiziert und diskriminiert.

Das sei alles Verschwörungstheorie, heißt es empört.

»Im Anfang liegt alles«, besagt das drittwichtigste der *Schicksalsgesetze*. In diesem Sinne hat die CIA mit ihrer Wortschöpfung »Verschwörungstheorie« einen echten Coup gelandet. Seit John F. Kennedys Ermordung hat das dahinterstehende Konzept Hochkonjunktur und wird nicht nur für jeden offensichtlichen Unfug, sondern auch für alles, was der Obrigkeit oder dem System Vater Staat nicht passt, verwendet.

Genau Letzteres wurde damals erstmals erfolgreich erprobt und dient seither als Vorbild, um missliebige Meinungen mundtot zu machen. Wir müssen hier nicht die ganze undurchsichtige Geschichte wieder aufrollen, derer sich sogar Hollywood annahm.

Ein gezielter Blick in die Literatur aber lässt doch staunen. 1981 (!) schrieb US-Bestsellerautor Dean Koontz unter dem Pseudonym Leigh Nichols seinen Roman *The Eyes of Darkness* (deutsch unter dem Titel *Die Augen der Dunkelheit* erschienen). Er handelt von einer katastrophalen Pandemie, die von einer viralen Lungenentzündung herrührt, gegenüber der die Schulmedizin machtlos ist. Das Virus in diesem Roman heißt »Wuhan-400« (!), nach der chinesischen Stadt, in deren Militärlabors es entwickelt wurde. Wohlgemerkt: im Roman!

Damit enden die Übereinstimmungen mit heute auch schon wieder, aber der Gedanke liegt doch nahe, dass die Geschichte für eine heute kursierende Entstehungstheorie von Covid-19 Pate stand. Aus beiden Beispielen können wir etwas Wichtiges lernen, nämlich warum Verschwörungstheorien überhaupt erst entstehen können:

1. weil offenbar doch Zweifel an offiziell verbreiteter »Wahrheit« bestehen,
2. weil die Menschen wissen oder zumindest ahnen, dass sich schon viel zu lange hinters Licht geführt worden sind.

Der Volksmund sagt es klar und deutlich: Wer einmal lügt, dem glaubt man nicht. Es liegt doch auf der Hand, warum Covid-19 überhaupt erst zum Ziel wildester Gerüchte um seine Entstehung und verheerende Wirkung werden konnte! Weil die Menschen sich sehr wohl dessen erinnern, was WHO, Staatengemeinschaft und die ihnen ergebenen Medien bereits alles an Fehlinformationen in die Welt gebracht haben.

Zum Beispiel mit der seinerzeit beispiellosen Pandemie-Inszenierung zu Vogel- und Schweinegrippe sowie der rücksichtslosen Propagierung des von Anfang an bekannt nutzlosen, aber gefährlichen Pharmakons Tamiflu. Hunderte von Milliarden Steuergelder wurden so in die Kassen der Pharmaindustrie gespült. Ein eklatanter Betrug, der schon damals nicht unbemerkt bleiben konnte. So manche deutsche Klinik verweigerte komplett die Impfung. Staatlicherseits weigerte sich aber nur die polnische Regierung mitzuspielen. Sie ersparte ihren Bürgern damit viel Angst und horrende Kosten. Auch davon hörte und las man nichts in unseren öffentlich-rechtlichen Medien. Und ich muss mich fragen: Ist das noch rechtlich oder doch schon eher öffentlich-unrechtlich?

Im Übrigen hatte schon der zuständige Prüfer der FDA in den USA vor der Erstzulassung von Tamiflu befunden: nutzloses Medikament mit gefährlichen Nebenwirkungen. Der Mann wurde abberufen und das Mittel durchgepaukt! Inzwischen ist seine Diagnose offiziell und aktenkundig, und niemand redet mehr von Tamiflu. Selbst die große Grippewelle von 2017/18, die allein in Deutschland 25 000 Todesopfer forderte, wurde gar nicht erst zum Thema gemacht. Es war schlicht wohl noch zu früh dafür, nach dem Tamiflu-Flop.

Aber nicht alle haben vergessen, was man da an Gefährlichem und Nutzlosem mit ihrem Steuergeld bezahlt hatte. Wo sind hier die eigentlichen Verschwörer? Auf welcher Seite stehen sie?

Ein weiteres Totschlag-Argument gegenüber kritischen Ansätzen lautet: Fake-News. Aber sind nicht jene Mainstream-Medien, die nicht nur zu Alzheimer und Krebs so vieles verschweigen, die gefährlichsten Verbreiter von Fake-News?

Was macht eine Zeitung, wenn sie sich über Knoblauch als Schutz vor Viren lustig macht und anschließend behauptet, es gäbe keine natur- und volksheilkundlichen Mittel zur Abwehrsteigerung? Letzteres ist eine gefährliche Unwahrheit, sogar besonders gefährlich, weil Mainstream-Medien immer noch die größte Reichweite haben. Wie es aussieht, aber nicht mehr lange, denn erstens durchschauen immer mehr Bürger dieses Spiel, und zweitens können wir uns so massive Fehlinformationen im Augenblick gar nicht leisten, weder gesundheitlich noch finanziell. Und Vater Staat? Ruft nach Zensur. Statt verantwortliches Handeln nicht nur zu predigen, sondern selbst zu praktizieren. Nur oft genug abgemahnt, werden YouTube und Facebook dem schon auch noch nachkommen. Was halten wir eigentlich sonst von Zensur-Maßnahmen, etwa in China, der Türkei oder Russland?

CORONA COVID-19 – DIE BESSEREN NACHRICHTEN

Nach dem Polaritätsgesetz, dem wichtigsten *Schicksalsgesetz,* gibt es zu jeder schlechten auch eine gute Seite. Aber auch zu jeder guten eine schlechte: Dafür steht das *Schattenprinzip.*

Als Gegenpol zu all den Krisenstäben, Schreckensmeldungen und dem durchgängigen Schüren von Angst hier zum Schluss auch noch einige gute Nachrichten zur aktuellen Lage: Die hohe Letalität kann in Ländern wie Iran, ohne Blatt vor den Mund gesprochen, auch nur dadurch zustande kommen, dass einfach nicht richtig gezählt wird. Die allermeisten Infizierten blieben unregistriert, ob nun absichtlich oder unabsichtlich, die Toten aber ließen sich nicht übersehen. Wer nur zehn Infizierte findet oder sehen will, aber fünf Todesfälle hat, kommt auf eine Letalität von 50 Prozent. Da braucht es kein Entsetzen, sondern Durchblick. In Deutschland gab es bei über 1000 Infizierten am 8.3.20 bei 0 Todesfällen eine weiterhin sehr beruhigende Letalität von 0 Prozent. Am 10.3.20 bei zwei Todesfällen immer noch eine kaum berechenbare Letalität im Promille-Bereich. Am 11.3., dem Tag meiner Manuskriptabgabe, besteht mit drei Verstorbenen eigentlich immer noch kein Grund zur Panik. Natürlich wird es – aus der Logik jeder Virengrippe heraus – bald deutlich mehr Opfer geben. Aber ich wage zu hoffen, dass die 25000 von 2018 bei weitem nicht erreicht werden. Und damals gab es gar keine Aufregung, oder habe ich etwas verpasst? Niemand kann es jetzt wissen, aber die Voraussagen zu Vogel- und Schweinegrippe von mir und einigen Kollegen haben auch peinlich gestimmt.

Die 14 zuerst in Deutschland »erkrankten« Bayern im Übrigen sind größtenteils gar nicht erkrankt. Das war, wenn schon keine Falschmeldung, doch ein falscher Ausdruck. Sie sind selbstverständlich auch nicht wieder genesen, wie zu lesen war, weil die allermeisten von ihnen nie krank waren, sondern lediglich infiziert. Aber sie sind inzwischen längst alle gesund nach Hause entlassen. Bei gesunden, fitten Leuten mit guter Abwehrlage ist die Gefahr offenbar gar nicht groß. 84 Prozent der Infizierten bekommen gar keine oder nur harmlose Grippesymptome. Kinder erkranken kaum und Frauen deutlich weniger. Also insofern gilt es, nicht gleich bei jedem saisontypischen Husten und Fieber die nunmehr überfüllten Hospitäler oder Arztpraxen zu stürmen. Diese werden so – vor allem wegen der aktuellen »Kultur der Angst« – zu den unsichersten Orten, bis endlich wieder Leere einkehrt, und wenn nur aus Angst vor Ansteckung.

In China ist der Höhepunkt der Epidemie längst überschritten, seit Wochen gehen dort die Neuinfektionen zurück. Die Zahlen sind so niedrig wie seit Januar nicht. Inzwischen übersteigen die Zahlen der Gesundenden die der Neuinfizierten deutlich, was ein gutes Zeichen und Anlass zur Hoffnung ist.

Die größte Gefahr droht wohl gar nicht uns selbst, sondern den Menschen in unterentwickelten Ländern, wo viele Menschen abwehrschwach und krank sind. Und wohl auch den unter hygienisch und ernährungsmäßig katastrophalen Bedingungen eingepferchter Flüchtlinge auf griechischen Inseln. Sicher gibt es auch bei uns abwehrschwache und geschwächte Mitbürger. Dies vorwiegend deshalb, weil wir alle immer mehr Druck und Stress haben. Die gute Nachricht dabei: Die Epidemie nimmt nun auch schon wieder einiges an Druck und

Stress raus, weil sie uns dazu zwingt, bei uns selbst einzukehren – im buchstäblichen wie im sprichwörtlichen Sinn.

Meine guten Nachrichten zur Corona-Affäre haben auf Facebook über zwei Millionen Menschen erreicht und viele erleichtert, wie ich gern hörte, denn Erleichterung und Hoffnung unter die Angst- und Panikwellen zu mischen war meine Absicht. Einige wenige wollten mir weismachen, dass alles doch viel schlimmer sei. Ich weiß sehr wohl um das Drama der Spanischen Grippe nach dem Ersten Weltkrieg. Aber der Vergleich damit ist unpassend, denn diese Seuche raffte vor allem junge Menschen dahin. Damals waren sie es, die fix und fertig waren, mit den Kräften, den Nerven und ihrer Hoffnung.

Ich will die Gefahr gar nicht kleinreden, sondern nur aufzeigen, dass es nicht nur die dunkle Seite gibt, sondern auch immer eine helle und damit Hoffnung. Wer das nicht sehen will, der muss nicht. Niemand muss müssen, jeder darf dürfen. So rate ich weiter, auch aus dieser schlechten Situation das Beste zu machen und sich auf die sichere Seite ansteckender Gesundheit zu bewegen, dem Gegenpol zu ansteckender Krankheit. Die Anleitungen sind diesem Buch beschrieben.

Was nun? Was tun?
Für gute Hygiene sorgen. Direktes Anhusten und Anniesen vermeiden.

Ob Gesichtsmasken hilfreich sind, ist fraglich. Jedenfalls wären sie nach 30 Minuten auszutauschen, nach medizinischen Maßstäben. Da scheint dann doch der

Schaden den Nutzen zu überwiegen. Wer eine Gesichtsmaske trägt, strahlt aus »Ich bin gefährlich für dich« und »Du bist gefährlich für mich«. Wollen wir das?

Es wäre ungleich besser, auch bei ernstem Verdacht, Warteschleifen von Praxen oder Kliniken meidend, einen der versprochenen Hausbesuche zu erhalten. Tatsächlich aber sind Haus- und erst recht Fachärzte darauf nicht mehr eingestellt, schon gar nicht für diese besondere Situation ausgerüstet. Das ist ein weltferner Ratschlag aus der politischen Mottenkiste!

Schon bei einer »normalen« Grippe kann der Hausarzt kaum etwas machen. Insofern: endlich mal in Ruhe ausspannen, sich gut ernähren, entspannen und tun, was Freude macht – da sollte es doch zuhause vieles geben. Mitteilung für alle, die hier angefangen haben zu lesen: Es steht weiter vorn im Buch.

All das gilt im zu erwartenden Normalfall: also wenn man symptomfrei ist. Sobald aber Atemprobleme, gar Anzeichen von Lungenentzündung da sind, hilft nur eines: wirklich Krach schlagen! Ab ins Krankenhaus, am besten mit Ambulanz. Auch dann ist im deutschsprachigen Raum die Chance, in absehbarer Zeit wieder ganz gesund zu werden, beruhigend groß. Selbst dann ist Angst also die schlechteste Antwort, eigentlich gar keine Antwort auf eine Gefahr, die erstens schon nicht mehr zu vermeiden und zweitens erkannt ist.

In jedem Fall könnten und sollten die in diesem Buch genannten Empfehlungen umgesetzt werden. Sie sind zahlreich und vielfältig – es ist für jede(n) etwas dabei, die/der es ernst meint damit, die Chance zu ergreifen, jetzt endlich einmal etwas für die eigene Gesundheit zu tun.

Zugegeben: Zu vielen dieser Themen habe ich schon Bücher geschrieben, einfach weil sie mir seit je wichtig sind. Dieses Buch ist insofern speziell, weil wir gegenwärtig eine sehr spezielle Lage haben und ich so rasch und entschieden darauf reagieren möchte wie nur möglich. Ich finde es hochwichtig, sich gerade jetzt in Bewegung zu setzen und etwas zu tun, anstatt sich zu verkriechen. Nicht in Panik zu verfallen, sondern gleichermaßen überlegt und engagiert zu handeln. Deshalb habe ich dieses Buch viel schneller denn je geschrieben. In einer einzigen Woche – und der Verleger hat es innerhalb eines Monats veröffentlicht, was ebenfalls unter die Rubrik »Rekordzeit« fallen dürfte.

Wie die ganze Geschichte weitergeht, weiß ich selbstverständlich nicht, bin ja Arzt und kein Prophet. Aber nach Vogel- und Schweinegrippe hat mich doch die Wut gepackt und der Mut beschlichen, auf dem Stand des 11. 3. 2020 mein Bestes zum Thema beizutragen. Wohl wissend, dass es nicht viel und sicher nicht genug sein kann. In jedem Fall aber bin ich mir sicher, dass die hier vorgeschlagenen Maßnahmen helfen können. Und das nicht nur in Corona-Zeiten – sie sind zeitlos hilfreich im Sinne eines gesünderen und glücklicheren Lebens und der Vermeidung von Entzündungen durch ein intaktes Immunsystem.

EPILOG

Die noch viel tiefere Be-Deutungs-Ebene

Für Kenner der Schicksalsgesetze existiert noch eine ganz andere Ebene in der Deutung der Corona-Thematik. Letztlich macht alles Sinn. Selbst das, was auf den ersten und vielleicht sogar auch zweiten Blick als großer Unsinn erscheint. Natürlich fällt auf, dass wir uns vor zwei Jahren, Anfang 2018, als allein Deutschland auf 25 000 Grippetote zurückblickte, kaum beunruhigen ließen. Heute dreht die ganze Welt durch, weil auf ihr bisher 4000 vorerkrankte ältere Menschen gestorben sind. In China klingt die Epidemie seit Wochen ab, die Infektionszahlen gehen in der vierten Woche in Folge zurück, und von den 80 000 Infizierten sind schon weit über 60 000 wieder gesund, und etwas über 3000 vorerkrankte, ältere Menschen sind gestorben. Dort scheint das Schlimmste überstanden, und wir nehmen es kaum zur Kenntnis. Da in den letzten Monaten gar nicht mehr Menschen gestorben sind als sonst in dieser Jahreszeit, ist nicht einmal die Bedingung der alten, bis zur

Schweingegrippe-Inszenierung gültigen Pandemie-Definition erfüllt.

Ich weiß, ich weiß: Die meisten dürften sich schon von meinen Einlassungen zur Rolle der Pharmaindustrie, vor allem im Hinblick auf die Impfungen, grenzwertig gefordert fühlen. Und jetzt noch in Covid-19 einen tieferen Sinn finden? Das könnte denn doch zu viel sein.

Aber als Autor von *Der Mensch und die Welt sind eins* (1987), *Woran krankt die Welt* (2001) und *Future 4 U* (2019) muss ich auch sagen, wir haben uns alle zusammen schon redlich verdient, was jetzt geschieht und rational kaum zu erklären ist. Schon lange wissen wir, dass wir auf einem gefährlichen Weg sind mit der Welt-Geld-Religion und ihrer Praxis gnadenlosen Konsums. Ich erinnere mich, wie mir persönlich vertraute Menschen wie Barbara Rütting, Petra Kelly, Clemens Kuby die Grünen gründeten und der Politik eindringlich einhämmerten, dass wir uns in eine Sackgasse bewegten mit unserer Wirtschaftswachstums-Religion um jeden Preis.

Nun, wo es ums Zahlen geht, erscheint uns der Preis natürlich zu hoch, das kennen wir schon von Goethes *Faust*. Sehen wir Covid-19 einmal im tiefsten Sinn von *Krankheit als Weg*. Wir wollten so lange nicht hören, nichts ändern, einfach weitermachen wie bisher, bis jetzt tatsächlich. Obwohl Paul Watzlawick nicht nur uns Österreichern längst ins Stammbuch geschrieben hatte, dass immer mehr vom selben nichts bringt. Aber es bringt nicht nur nichts, sondern schnurstracks in die Krise. Und griechisch *crisis* heißt eben auch Entscheidung. Kann es sein, dass Covid-19 uns nun – mittels einer großen weltweiten Übung – vor die große Entscheidung stellt?

Ist die Zeit jetzt reif? Meine drei oben erwähnten Bücher sind leider immer noch so aktuell wie zur Zeit des Schreibens. Ich musste sie meinen bestsellerverwöhnten Verlagen regelrecht aufs Auge drücken. Selbst inhaltlich damit übereinstimmende Verleger wie Gerd Riemann konnten nicht verhindern, dass sie floppten. Bei *Future 4 U* habe ich gar keinen Verlag mehr gesucht und es als E-Book selbst herausgegeben. Aber auch der Mini-Preis von 7 Euro konnte ihm nicht auf die Sprünge helfen. Die Zeit war einfach – vor einem halben Jahr – nicht reif für das Thema. Das sollte sich flugs ändern. In diesem noch jungen 2020 habe ich staunend erlebt, wie drei meiner Verlage praktisch zeitgleich die Bitte äußerten, genau dieses Thema zu bringen. Auf meinen Hinweis, das hätte ich schon dreimal und erst kürzlich mit *Future 4 U* erfolglos versucht, konterte die Arkana-Chefin: Aber jetzt ist die Zeit reif!

Das Phänomen kenne ich: Vier Jahrzehnte warb ich für vegetarische Ernährung wegen der Hungerkatastrophe in den ärmsten Ländern, des durch Fleisch ausgelösten Umwelt-Fiaskos und des unerträglichen Tierelends – und es verfing kaum. Als mir die Studien von Professor Colin Campbell, der Kollegen Caldwell Esselstyn und Dean Ornish unterkamen, schrieb ich *Peace Food* und betonte die Gesundheitsgefährdung durch Tierprotein. Es war wohl die Angst um die eigene Gesundheit bei immer mehr ZeitgenossInnen, die das Buch zu solch einem Bestseller machte – und nicht nur bei uns.

Die Zeit war reif, für Frieden zwischen den Menschen und ihrem Immunsystem, zwischen den reichsten und den ärmsten und uns und den Tieren. Darauf zielt *Peace Food* – Friedensessen im tieferen Sinn.

»Weniger ist mehr«, wie oft haben wir das gehört und ignoriert?

Die Umwelt braucht Schonung, sagen uns seit langem die Grünen gebetsmühlenartig, aber ihre bayrische Vertreterin flog doch noch mal rasch nach Kalifornien und löffelte ihr Eis mit dem Plastiklöffel aus dem Plastikbecher – und machte auch noch ein Selfie.

Nun ist Covid-19 aus der großen Familie der Corona-Viren angesagt. Und siehe da, in China ist die Luft schon viel besser, fast wieder gut, seit die Industrie stillsteht. Und das könnte uns auch passieren. Covid-19 verschafft uns persönlich eine Pause, auch unserer rücksichtslos seit Jahrzehnten geschundenen Umwelt. Und Mutter Natur spielt mit und legt mit einem beispiellosen Orkan die unsäglichen Fichtenacker in Deutschland um.

Selbst wir machen endlich, was sowieso schon lange anstand. Die Wirtschaft hat nicht mehr erste Priorität? Kaum zu glauben! Weder in der kommunistischen noch in der christlichen Welt. Die Welt ist ausnahmsweise fast einig.

Wir können bei geschlossenen Grenzen nicht mehr fliegen und bei dichten Läden auch nicht mehr shoppen wie gewohnt. Lange wollten wir nichts von Verzicht wissen, jetzt sind wir dazu gezwungen. Was tun wir denn jetzt, wenn H&M, Zara und Mango zu sind?

Und wo die Vielreise- und -fliegerei gestoppt ist, weil die Grenzen dicht sind? Was machen wir denn am Wochenende, wenn man nicht mehr nach London oder Paris jetten kann und all die Städtereisen endlich und überfällig gestrichen sind?

Könnte es sein, dass jeder und sogar jedes Land nun bekommt, was er und es verdient?

Der Österreicher Sigmund Freund diagnostizierte, Deutschland sei ein anal geprägtes Land. Gar nicht so daneben der Altmeister der Psychoanalyse. Was war denn bei den Piefkes jetzt zuerst ausverkauft: das Klopapier!

Österreich ist eher ein oral geprägtes Land. Und was bekommen wir serviert und jetzt eben nicht mehr? Die Kaffeehäuser und Restaurants sind ab 15 Uhr und bald wahrscheinlich ganz dicht! Was tun die Ösis jetzt bloß am Nachmittag und am Abend?

Hofer, der österreichische Aldi, entschuldigte sich bei seinen MitarbeiterInnen – es war die Rede von Fremdschämen – bezüglich des Kundenverhaltens der letzten Zeit. Nun, die Schlacht um die Nudeln und das Fleisch ist geschlagen; sie sind auf beiden Seiten der Grenze ausverkauft.

Das ist die große gemeinsame Angst, dass es nichts mehr zu futtern gibt und wir die Reste nicht mehr so bequem vom Ausgang wischen können. Alles verzweifelte Versuche, doch bei »immer mehr vom Selben« zu bleiben.

Das alte und uralte Unverarbeitete kommt jetzt hoch, der tiefste Schatten. Warum klappt denn die Angstverbreitung der Mainstream- und öffentlich-(un)rechtlichen

Medien so gut? Dazu gehören – nach dem Resonanzgesetz – immer zwei: einer, der die Angst macht, und einer, der sie annimmt. Die Antwort auf die gestellte Frage ist also einfach: Es gibt dafür eben in so vielen so viel Resonanz. Es ist die Urangst zu verhungern – irrational in unseren Sozialstaaten, aber doch immer noch tief in uns sitzend. In ORF 1 – einem Sender der sich, seinem Auftrag und journalistischem Ethos bis in diese Zeiten treu bleibt – hört man, die alte Angst vor Pest und Cholera sei irgendwie in uns gespeichert und breche nun aus uns hervor.

Klingt es nicht wie aus dem Lehrbuch, egal woher das Virus kommt, ob von den Fledermäusen oder von den US-Amerikanern, wie das chinesische Außenministerium nun sagt, oder von den Europäern, wie US-Präsident Trump meint?

Es scheint doch wie von uns heraufbeschworen. Was wir nicht im Guten lernen wollten, bekommen wir nun aufgezwungen. Das ist nichts Neues, lernten wir doch schon als Kinder: Wer nicht hören will, muss fühlen.

Die Wirtschaft wird – wenn auch widerwillig – eingebremst, was längst überfällig war, der Konsum gestrichen, wir werden auf uns zurückgeworfen. Sogar von ganz oben werden wir – erstmalig in meinem Leben – ganz offiziell zur Achtsamkeit und sogar Eigenverantwortung aufgerufen.

Könnte es sein, dass die ganze Inszenierung zu unserem Besten ist, weil wir es anders nicht kapieren? Offensichtlich sollten wir das Projizieren von Schuld doch besser sein lassen und stattdessen annehmen, was ohnehin läuft und auf uns zukommt. Offensichtlich bleibt uns ja sowieso nichts anderes übrig.

Persönlich kann ich sagen, es ist schwierig, aber möglich. Seit kurzem bin ich ganz offiziell Vielflieger. Ich fand es einerseits peinlich, als ich diese »Auszeichnung« von der Lufthansa bekam, fand es dann aber auch sehr bequem beim Einchecken und Warten. Ich habe die Fliegerei immer damit rationalisiert, dass ich es ja tun muss, um meiner Berufung zu folgen, Licht ins Dunkel der Medizin zu bringen. Aber ich weiß natürlich längst – war ja der Erste mit Online-Fasten –, dass das meiste, was ich zu tun habe, auch übers Netz laufen kann, und werde mich also notgedrungen, aber willig noch mehr aufs Netz verlegen. Jetzt ist ja eh erstmal Schluss mit fliegen.

Aber es geht auch bei mir persönlich natürlich tiefer. Wie lange will ich schon weniger machen und (noch) mehr meditieren und mich mehr zurückziehen? Covid-19 lehrt mich, mit nunmehr fast 69, abrupt doch noch in Spätpension zu gehen: Die Italien-Seminare sind abgesagt, Kongresse verboten, und auch TamanGa werden wir morgen zusperren und wohl auch für die seit Jahrzehnten traditionellen Fastenwochen nicht wieder öffnen dürfen. Dabei wäre es so ziemlich das Sinnvollste, was uns jetzt zu tun übrig bleibt. Sicher ist jetzt nichts – und wie lange sage ich, dass nichts sicher ist, einzig die Veränderung.

Wo die Grenzen zugehen, können wir nach innen gehen, persönlich wie international. Alle oberflächliche Kommunikation fällt weg. Aber sich voreinander zu verbeugen statt abzubusseln ist vielleicht sowieso die bessere Lösung.

Manchmal denke ich, es ist wie ein Lehrstück: Könnte es wirklich eine große Verschwörung sein von ganz oben, auf dass wir endlich lernen, was längst ansteht? Von den Jungen von Fridays for Future oder Extinction Rebellion mit ihrem Zauberwort »DeGrow« hätten wir es schon lange und deutlich angenehmer lernen können. Aber wir brauchten Covid-19.

Offenbar lernen wir eben lieber auf die harte Tour, und das, obwohl die Glücksforschung schon seit langem beweist: Lernen macht glücklich.

Dieses Glück wünsch ich euch und uns allen, Glück und Gesundheit!

Ruediger Dahlke

ANHANG

Quellen und Studien

Studien zur kaskadenförmigen Fermentation (Rechtsreguat), erhältlich über www.heilkundeinstitut.at:

Schoen C et al. Regulatory effects of a fermented food concentrate on immune function parameters in healthy volunteers. Nutrition 2009; 25(5): 499–505

Hippeli S et al. Antioxidant and immune modulatory activities of fruit and vegetable extracts after »cascade fermentation«. Current Topics Biochemical Research 2007; 9: 83–97

Erbacher U. Die Wirkung von Regulat Spezial Diabetic – eine prospektive Studie. OM & Ernährung 2010; Nr. 130

Quellen von Studien über Naturheilmittel der Ethnomedizin

1 **Astragalus membranaceus – Chinesischer Tragant:**
   A study on the immune receptors for polysaccharides from the roots of Astragalus membranaceus, a Chinese medicinal herb Original Research Article – Biochemical and Biophysical Research Communications, Volume 320, Issue 4, 6 August 2004, pages 1103–1111 – Bao-Mei Shao et al.
   In vitro and in vivo anti-tumor effects of Astragalus membranaceus – William C. S. Cho, Kwok N. Leung – Cancer Letters, July 8, 2007, Volume 252, Issue 1, pages 43–54 – http://dx.doi.org/10.1016/j.canlet.2006.12.001

2 Angelica sinensis – Chinesische Engelwurz
   The Antitumor Effects of Angelica sinensis on Malignant Brain Tumors In vitro and In vivo – Nu-Man Tsai et al. – DOI: 10.1158/1078-0432.CCR-04-1827 – Published 1 May 2005
3 **Panax ginseng – Ginseng**
   In vitro effects of echinacea and ginseng on natural killer and antibody-dependent cell cytotoxicity in healthy subjects and chronic fatigue syndrome or acquired immunodeficiency syndrome patients – Darryl M. See et al. – Immunopharmacology – Volume 35, Issue 3, January 1997, pages 229–235
   Antistress and antifatigue properties of Panax ginseng: comparison with piracetam. – Banerjee U., Izquierdo J. A. – Acta Physiologica Latino Americana [1982, 32 (4): 277–285] – (PMID:6892267)
4 **Eleutherococcus senticosus**
   Antiviral activity of an extract derived from roots of Eleutherococcus senticosus. – B. Glatthaar-Saalmüller et al. – Antiviral Research. Band 50, Nummer 3, Juni 2001, S. 223–228 – ISSN 0166-3542. PMID 11397509
5 **Withania somnifera – Ashwagandha**
   Withania somnifera improves semen quality by regulating reproductive hormone levels and oxidative stress in seminal plasma of infertile males – Ahmad M. K. et al. – Fertil Steril. 2010 Aug; 94(3): 989-96. doi: 0.1016/j.fertnstert.2009.04.046. Epub 2009 Jun 6
6 **Glycyrrhiza glabra – Ural-Süßholzwurzel**
   Glycyrrhizin and Morroniside Stimulate Mucin Secretion from Cultured Airway Epithelial Cells – Heo H. J. et al. – Korean J Physiol Pharmacol. 2006 Dec; 10(6): 317-321
7 **Zingiber officinale – Ingwer**
   Analgesic and anti-inflammatory activities of [6]-gingerol – Haw-Yaw Young et al. – Journal of Ethnopharmacology – Volume 96, Issues 1–2, 4 January 2005, pages 207–210 – doi: 10.1016/j.jep.2004.09.009
   Gingerol Synergizes the Cytotoxic Effects of Doxorubicin against Liver Cancer Cells and Protects from Its Vascular

Toxicity – Al-Abbasi F. A. et al. – Molecules. 2016 Jul 8; 21 (7). pii: E886. doi: 10.3390/molecules21070886 – PMID: 27399668

8 **Rhodiola rosea – Rosenwurz**
Rhodiola rosea in stress induced fatigue — A double blind cross-over study of a standardized extract SHR-5 with a repeated low-dose regimen on the mental performance of healthy physicians during night duty – V. Darbinyan et al. – doi: 10.1016/S0944-7113(00)80055-0

9 **Lepidium meyenii – Maca**
Traditional Plant Aphrodisiacs and Male Sexual Dysfunction – Phytotherapy Research, Volume 28, Issue 6, pages 831–835, June 2014 – Anthony J. Bella, Rany Shamloul – Version of Record online: 29 OCT 2013 – DOI: 10.1002/ptr.5074

10 **Schisandra chinensis – Chin. Spaltkörbchen**
Correlation between Antistress and Hepatoprotective Effects of Schisandra Lignans Was Related with Its Antioxidative Actions in Liver Cells – Pu H. J. et al. – Evid Based Complement Alternat Med. 2012; 2012:161062. doi: 0.1155/2012/161062. Epub 2012 Jun 18 – PMID: 22792122 PMCID: PMC3385912

11 **Aronia melanocarpa – Schwarze Apfelbeere**
Antioxidant activities of chokeberry extracts and the cytotoxic action of their anthocyanin fraction on HeLa human cervical tumor cells – Rugină D. et al. – J Med Food. 2012 Aug; 15(8):700-6. doi: 10.1089/jmf.2011.0246. Epub 2012 Jun 25 – PMID: 22846076 PMCID: PMC3407391
Chemopreventive Potential of Flavonoid Extracts from Plantation-Bred and Wild Aronia melanocarpa (Black Chokeberry) Fruits – L. Sueiro et al. – Journal of Food Science, Volume 71, Issue 8, pages C480–C488, October 2006 – DOI: 10.1111/j. 1750-3841.2006.00152.x

12 **Vaccinium macrocarpon – Cranberry**
A randomized trial to evaluate effectiveness and cost effectiveness of naturopathic cranberry products as prophylaxis against urinary tract infection in women – Stothers L – Can J Urol. 2002 Jun; 9(3):1558-62 – PMID: 12121581

Cranberry bioactives activate innate immune cells in absence of acute inflammatory response – Rebecca Creasy et al. – April 2011 – The FASEB Journal–vol. 25 no. 1 Supplement 784.15

13 **Malpighia glabra – Acerola**
Protective effects of acerola juice on genotoxicity induced by iron in vivo – Horta RN et al. – Genet Mol Biol. 2016 Mar; 39(1):122-8. doi: 10.1590/1678-4685-GMB-2015-0157 – PMID: 27007905 PMCID: PMC4807388

14 **Myrciaria dubia – Camu-Camu**
Selective cytotoxicity of betulinic acid on tumor cell lines, but not on normal cells –Valentina Zucoet al. – Cancer Letters, Volume 175, Issue 1, 10 January 2002, pages 17–25 – doi: 10.1016/S0304-3835(01)00718-2
Tropical fruit camu-camu (Myrciaria dubia) has anti-oxidative and anti-inflammatory properties – Inoue T. et al. – J Cardiol. 2008 Oct; 52(2):127-32. doi: 10.1016/j.jjcc.2008.06.004. Epub 2008 Jul 29 – PMID: 18922386

15 **Adansonia digitata – Baobab**
Anti-inflammatory, analgesic and antipyretic effects of the fruit pulp of Adansonia digitate – A Ramadanet al. – European Journal of Medicinal Plants – 5(4): 341-348, 2015, Article no.EJMP.2015.033 ISSN: 2231-0894 – DOI: 10.9734/EJMP/ 2015/13888

16 **Vaccinium myrtillus – Heidelbeere**
Absorption and metabolism of anthocyanins in elderly women after consumption of elderberry or blueberry – Wu X et al., J Nutr. 2002 Jul; 132(7):1865-71. – PMID: 12097661

17 **Lycium barbarum – Goji**
Neuroprotective effects of Lycium barbarum Lynn on protecting retinal ganglion cells in an ocular hypertension model of glaucoma – Chan HCet al. – Exp Neurol. 2007 Jan; 203(1):269-73. Epub 2006 Oct 11 – PMID: 17045262 DOI: 0.1016/j.expneurol.2006.05.031

18 **Euterpe oleracea – Acai**
Effects of supplementation with acai (Euterpe oleracea Mart.) berry-based juice blend on the blood antioxidant defence capacity and lipid profile in junior hurdlers. A pilot

study – Sadowska-Krępa E et al. – Biol Sport. 2015 Jun; 32 (2): 161-8. doi: 10.5604/20831862.1144419. Epub 2015 Mar 15 – PMID: 26060341

19 **Punica granatum – Granatapfel**
Punica granatum (pomegranate) and its potential for prevention and treatment of inflammation and cancer – Ephraim P. Lansky et al. – Journal of Ethnopharmacology – Volume 109, Issue 2, 19 January 2007, pages 177–206 – http://dx.doi.org/10.1016/j.jep.2006.09.006

20 **Aphanizomenon flos-aquae – AFA-Alge**
Pflanzenbiochemie. – Hans-Werner Heldt, Birgit Piechulla – Spektrum Akademischer Verlag; 4. Auflage 2008; ISBN 978-3-8274-1961-3; S. 63.
Antioxidant properties of a novel phycocyanin extract from the blue-green alga Aphanizomenon flos-aquae – Serena Benedetti et al. – Life Sciences – Volume 75, Issue 19, 24 September 2004, pages 2353–2362 – oi:10.1016/j.lfs.2004.06.004

21 **Spirulina**
Activation of the human innate immune system by Spirulina: augmentation of interferon production and NK cytotoxicity by oral administration of hot water extract of Spirulina platensis – Hirahashi T et al. – Int Immunopharmacol. 2002 Mar; 2(4):423-34 – PMID: 11962722
The effects of spirulina on allergic rhinitis – Cemal Cingi et al. – Rhinology – European Archives of Oto-Rhino-Laryngology – October 2008, Volume 265, Issue 10, pp 1219-1223

22 **Ascophyllum nodosum – Knotentang**
Low-level seaweed supplementation improves iodine status in iodine-insufficient women – Combet E et al. – Br J. Nutr. 2014 Sep 14; 112(5):753-61 – doi: 10.1017/S0007114514001573. Epub 2014 Jul 9 – PMID: 25006699

23 **Undaria pinnatifida – Wakame**
Identification of an antihypertensive peptide from peptic digest of wakame (Undaria pinnatifida) – Kunio Suetsuna et al. – The Journal of Nutritional Biochemistry – Volume 11, Issue 9, September 2000, pages 450–454 – http://dx.doi.org/10. 1016/S0955-2863(00)00110-8

24 Chlorella
Identification of anti-lung cancer extract from Chlorella vulgaris C-C by antioxidant property using supercritical carbon dioxide extraction – Hui-Min Wang et al. – Process Biochemistry – Volume 45, Issue 12, December 2010, pages 1865–1872 – doi: 10.1016/j.procbio.2010.05.023

25 Ecklonia cava
Antioxidant and antiinflammatory activities of ventol, a phlorotannin-rich natural agent derived from Ecklonia cava, and its effect on proteoglycan degradation in cartilage explant culture. – Kang K. et al. – Res Commun Mol Pathol Pharmacol. 2004; 115–116: 77-95 – PMID: 17564307

26 Lithothamnium calcareum
Evaluation of calcium supplementation with algae (Lithothamnion muelleri) on metabolic and inflammatory parameters in mice fed a high refined carbohydratecontaining diet. – Menezes-Garcia Z. et al. – Int J Food Sci Nutr. 2014 Jun; 65 (4): 489-94 – doi: 10.3109/09637486.2013.879287. Epub 2014 Jan 23 – PMID: 24456206

27 Ganoderma lucidum – Reishi
Antioxidant and Antitumor Activity of Ganoderma lucidum (Curt.: Fr.) P. Karst.—Reishi (Aphyllophoromycetideae) from South India – Susan Jones et al. International Journal of Medicinal Mushrooms – DOI: 10.1615/IntJMed Mushr.v2.i3.

Anti-Inflammatory and Anti-Tumor-Promoting Effects of Triterpene Acids and Sterols from the Fungus Ganoderma lucidum – Toshihiro Akihisa et al. – Chemistry & Biodiversity, Volume 4, Issue 2, February 2007, pages 224–231, DOI: 10.1002/cbdv.200790027

28 Cordyceps sinensis – Raupenpilz
Upregulation of steroidogenic enzymes and ovarian 17beta-estradiol in human granulosa-lutein cells by Cordyceps sinensis mycelium. – Huang BM et al – Biol Reprod. 2004; 70 (5):1358-64

29 Lentinus edodes – Shiitake
Antitumor and metastasis-inhibitory activities of lentinan as an immunomodulator: an overview – Chihara G. et al–

Cancer Detection and Prevention. Supplement: Official Publication of the International Society for Preventive Oncology, Inc [1987, 1:423-443] – PMID:3319150

An examination of antibacterial and antifungal properties of constituents of Shiitake (Lentinula edodes) and Oyster (Pleurotus ostreatus) mushrooms – Rachel Hearst et al – Complementary Therapies in Clinical Practice – Volume 15, Issue 1, February 2009, pages 5–7 – doi: 10.1016/j.ctcp.2008.10.002

30 Grifola frondosa – Maitake

Anti-diabetic Activity Present in the Fruit Body of Grifola frondosa (Maitake) –Keiko KUBO et al. – Biological and Pharmaceutical Bulletin Vol. 17 (1994) No. 8 P1106-1110 – http://doi.org/10.1248/bpb.17.1106

31 Hericium erinaceus – Igelstachelbart

Recovery from Schizophrenia with Bioactive Substances in Hericium erinaceum – Inanaga K – nt J Sch Cog Psychol S1:003. doi: 10.4172/2469-9837.S1-003

Reduction of depression and anxiety by 4 weeks Hericium erinaceus intake – Mayumi Nagano et al – Biomedical Research – Vol. 31 (2010) No. 4 August P 231-237 – http://doi.org/10.2220/biomedres.31.231

32 Papain

Use and effectiveness of papain in the wound healing process: a systematic review – Leite AP et al – Rev Gaucha Enferm. 2012 Sep; 33(3):198-207 – PMID: 23405827

33 OPC

Free radicals and grape seed proanthocyanidin extract: importance in human health and disease prevention – Debasis Bagchi et al – Toxicology – Volume 148, Issues 2–3, 7 August 2000, pages 187–197 – doi: 10.1016/S0300-483X(00)00210-9

Procyanidins and their healthy protective effects against type 2 diabetes. -Gonzalez-Abuin N et al. – Current medicinal chemistry. 2015;22(1):39-50. PubMed PMID:25245512

34 Quercetin

Protective Effects of Quercetin and Vitamin C against Oxidative Stress-Induced Neurodegeneration – Ho Jin Heo and Chang Yong Lee – J. Agric. Food Chem., 2004, 52 (25), pp 7514–7517 – DOI: 10.1021/jf049243r Multitargeted cancer prevention by quercetin – Akira Murakami – Cancer Letters – Volume 269, Issue 2, 8 October 2008, pages 315–325 – Natural Products Special Issue – doi: 10.1016/j.canlet.2008.03.046

35 Ficin
Drogen mit enzymatischer Wirkung – Heilpflanzenpraxis heute: Band 2 Rezepturen und Anwendung – Siegfried Bäumler – S. 79 – ISBN-10: 3437572733 – ISBN-13: 978-3437572739

36 Rutin
Evidence for protective and antioxidant properties of rutin, a natural flavone, against ethanol induced gastric lesions – C. La Casa et al. – Journal of Ethnopharmacology – Volume 71, Issues 1–2, July 2000, pages 45–53 – doi: 10.1016/S0378-8741 (99)00174-9

37 Lactobacillus bulgaricus
Management of lactose maldigestion by consuming milk containing Lactobacilli –Lin ML, Yen C, Chen S – Dig. Dis. Sc. 43: 133-137, 1998

38 Lactobacillus rhamnosus
Lactobacillus GG in the prevention of gastrointestinal and respiratory tract infections in children who attend day care centers: a randomized, double-blind, placebocontrolled trial – Hojsak I et al – Clin Nutr. 2010 Jun; 29(3):312-6. doi: 10. 1016/j.
clnu.2009.09.008. Epub 2009 Nov 5 – PMID: 19896252
Probiotics for treatment of acute diarrhoea in children: randomised clinical trial of five different preparations – Canani RB et al – BMJ. 2007 Aug 18; 335(7615):340. Epub 2007 Aug 9 – PMID: 17690340 PMCID: PMC1949444

39 Lactobacillus casei
Systematic review of randomised controlled trials: probiotics for functional constipation – Chmielewska A et al – World J Gastroenterol. 2010 Jan 7; 16(1):69-75 – PMID: 20039451 PMCID: PMC2799919
Preventive effect of a Lactobacillus casei preparation on

the recurrence of superficial bladder cancer in a double-blind trial. The BLP Study Group – Aso Y et al – Eur Urol. 1995; 27(2):104-9 – PMID: 7744150

40 **Lactobacillus plantarum**
Alteration of intestinal microflora is associated with reduction in abdominal bloating and pain in patients with irritable bowel syndrome – Nobaek S et al – Am J Gastroenterol. 2000 May; 95(5):1231-8 – PMID: 10811333 DOI: 10.1111/j.1572-0241.2000.02015.x

41 **Lactobacillus salivarius**
Improvement of periodontal condition by probiotics with Lactobacillus salivarius WB21: a randomized, double-blind, placebo-controlled study – Hidetoshi Shimauchi et al – Journal of Clinical Periodontology – Volume 35, Issue 10 – October 2008 – pages 897–905 – DOI: 10.1111/j.1600-051X.2008. 01306.x

42 **Lactobacillus paracasei**
Probiotics in the prevention of antibiotic-associated diarrhea in children: A metaanalysis of randomized controlled trials – Hania Szajewska et al – The Journal of Pediatrics – Volume 149, Issue 3, September 2006, pages 367–372.e1 – oi:10.1016/j.jpeds.2006.04.053

43 **Bifidobacterium bifidum**
The vaginal Bifidobacterium flora in women of reproductive age – Korshunov VM et al – Zh Mikrobiol Epidemiol Immunobiol. 1999 Jul-Aug; (4):74-8 – PMID: 10852059
Probiotics used in human studies – Montrose DC et al – J Clin Gastroenterol. 2005 Jul; 39(6):469-84 – PMID: 15942432

44 **Bifidobacterium lactis**
Acidified milk formula supplemented with bifidobacterium lactis: impact on infant diarrhea in residential care settings – Chouraqui JP – J Pediatr Gastroenterol Nutr.2004 Mar; 38(3):288-92 – PMID: 15076628

45 **Bifidobacterium infantis**
Oral bacterial therapy promotes recovery from acute diarrhea in children – Lee MC et al – Acta Paediatr Taiwan. 2001 Sep-Oct; 42(5):301-5 – PMID: 11729708

46 **Bifidobacterium longum**
Diet and chronic constipation. Benefits of oral supplementation with symbiotic zir fos (Bifidobacterium longum W11 + FOS Actilight) – Michele Amenta et al – ACTA BIOMED 2006; 77: 157-162

47 **Bifidobacterium breve**
Is Bifidobacterium breve effective in the treatment of childhood constipation? Results from a pilot study – Tabbers MM et al. – Nutr J. 2011 Feb 23; 10: 19. doi: 10.1186/1475-2891-10-19 – PMID: 21345213 PMCID: PMC3048518

48 **Vitis vinifera – Weintraube**
The cytotoxic effects of a novel IH636 grape seed proanthocyanidin extract on cultured human cancer cells – X. Ye et al. – Molecular and Cellular Biochemistry – June 1999, Volume 196, Issue 1, pp 99–108 – DOI: 10.1023/A:1006926414683
Anticancer and Cancer Chemopreventive Potential of Grape Seed Extract and Other Grape-Based Products1–3 – Manjinder Kaur et al. – First published July 29, 2009, doi: 10.3945/jn.109.106864

49 **Malus – Apfel**
Chemopreventive properties of apple procyanidins on human colon cancer-derived metastatic SW620 cells and in a rat model of colon carcinogenesis – Francine Gossé et al. – Carcinogenesis (July 2005) 26 (7): 1291–1295 – doi: 10.1093/carcin/bgi074 First published online: March 24, 2005

50 **Arachis hypogaea – Erdnuss**
Free radical and reactive oxygen species scavenging activities of peanut skins extract – Jing Wang et al. – Food Chemistry – Volume 104, Issue 1, 2007, pages 242–250 – doi: 10.1016/j.foodchem.2006.11.035

51 **Theobroma cacao – Kakao**
The neuroprotective effects of cocoa flavanol and its influence on cognitive performance – Astrid Nehlig – BJCP – Volume 75, Issue 3 – March 2013 – pages 716–727– DOI: 10.1111/j. 1365-2125.2012.04378.x

52 **Fragaria – Erdbeere**
Isolation and Identification of Strawberry Phenolics with

Antioxidant and Human Cancer Cell Antiproliferative Properties – Yanjun Zhang et al. – J. Agric. Food Chem., 2008, 56 (3), pp 670–675 – DOI: 10.1021/jf071989c

53 **Prunus avium – Vogelkirsche**
A comparative study on the in vitro antioxidant potentials of three edible fruits: Cornelian cherry, Japanese persimmon and cherry laurel – Engin Celep – Food and Chemical Toxicology – Volume 50, Issue 9, September 2012, pages 3329–3335 – doi: 10.1016/j.fct.2012.06.010
Berry Fruits for Cancer Prevention: Current Status and Future Prospects – Navindra P. Seeram – J. Agric. Food Chem., 2008, 56 (3), pp 630–635 – DOI: 10.1021/jf072504n – Publication Date (Web): January 23, 2008

54 **Musa – Banane**
Role of gastric antioxidant and anti-Helicobactor pylori activities in anti ulcerogenic activity of plantain banana (Musa sapientum var. paradisiaca) – Goel, R. K. et al. – IJEB Vol. 39 (07) [July 2001] – 0975-1009 (Online); 0019-5189 (Print)

55 **Cannabis sativa – Hanf**
Exercise Promotes BCAA Catabolism: Effects of BCAA Supplementation on Skeletal Muscle during Exercise – Yoshiharu Shimomura et al. – J. Nutr. June 1, 2004 – vol. 134 no. 6 1583S–1587S

56 **Glycine max – Sojabohne**
Soy protein and isoflavones: their effects on blood lipids and bone density in postmenopausal women – S. M. Potter et al. – Am J Clin Nutr December 1998 – vol. 68 no. 6 1375S–1379S

57 **Oryza sativa – Reis** (siehe Hanf)

58 **Pisum sativum – Erbse**
Anti-oxidant, anti-inflammatory and immunomodulating properties of an enzymatic protein hydrolysate from yellow field pea seeds – Ndiaye F et al. – Eur J Nutr. 2012 Feb; 51(1): 29–37 – doi: 10.1007/s00394-011-0186-3. Epub 2011 Mar 27

59 **Lupinus L. ssp. – Süßlupine**
Evaluation of the antioxidant activity of lupin seed flour

and derivatives (Lupinus albus ssp. Graecus) – E. Tsaliki et al. – Food Chemistry – Volume 65, Issue 1, April 1999, pages 71–75 – doi: 10.1016/S0308-8146(98)00172-1

60 **Prunus dulcis – Mandelbaum**
Two angiotensin-converting enzyme-inhibitory peptides from almond protein and the protective action on vascular endothelial function – Liu R. L. et al. – Food Funct. 2016 Aug 9. [Epub ahead of print] – PMID: 27502043 DOI: 10.1039/c6fo00654j

61 **Salvia hispanica – Chia**
Chia Seed Shows Good Protein Quality, Hypoglycemic Effect and Improves the Lipid Profile and Liver and Intestinal Morphology of Wistar Rats – da Silva B. P. et al. – Plant Foods Hum Nutr. 2016 May 19. [Epub ahead of print] – PMID: 27193017 DOI: 10.1007/s11130-016-0543-8

62 **Chenopodium quinoa – Quinoa**
Hypocholesterolemic Effect of Protein Isolated from Quinoa (Chenopodium quinoa Willd.) Seeds – Tetsuya TAKAO et al. – Food Science and Technology Research – Vol. 11 (2005) No. 2 P 161-167 – http://doi.org/10.3136/fstr.11.161

63 **Cicer arietinum – Kichererbse**
Antioxidant and free radical-scavenging activities of chickpea protein hydrolysate (CPH) – Yanhong Li, Bo Jiang et al. – Food Chemistry – Volume 106, Issue 2, 15 January 2008, pages 444–450 – doi: 10.1016/j.foodchem.2007.04.067

64 **Haritaki – Terminalia chebula – Chebulische Myrobalane**
ROLE OF HARITAKI (TERMINALIA CHEBULA) IN THE MANAGEMENT OF PANDU ROGA (ANAEMIA) – VIDHI KUMATH, MAHESH DADHICH – J Res Educ Indian Med – ISSN 0970-7700. 2010; 16(1–2): 27–3

65 **Amalaki**
Antibacterial activities of Emblica officinalis and Coriandrum sativum against Gram negative urinary pathogens – Saeed S. et al. – Pak J Pharm Sci. 2007 Jan; 20(1): 32-5 – PMID: 17337425

66 **Bibhitaki**
A review on antidepressant plants. Dhingra, Dinesh; Sharma, Amandeep – NPR Vol. 5(2) [March-April 2006]

67 **Guggul**
GUGULIPID: a natural cholesterol-lowering agent – Urizar NL et al. – Annu Rev Nutr. 2003; 23: 303–13. Epub 2003 Feb 26 – PMID: 12626688 DOI: 10.1146/annurev.nutr. 23.011 702.073102

68 **Weihrauch**
Indischer Weihrauch (Salai guggal) bei rheumatoider Arthritis und Osteoarthritis – Hermann P. T. Ammon – Z Phytother 2009; 30(5): 216–221 – DOI: 10.1055/s-0029-1242922
Böker & Winkling: Die Rolle von Boswellia-Säuren in der Therapie maligner Gliome – Deutsches Ärzteblatt. 1997, Nr. 94, Artikel 1197

69 **Schwarzkümmel**
Anticancer Activities of Nigella sativa (Black Cumin) – A. Khan et al. – African Journal of Traditional, Complementary and Alternative Medicines – Vol 8, No 5S (2011) – http://dx.doi.org/10.4314/ajtcam.v8i5SS.10

70 **Safran**
Crocus sativus L. (saffron) in the treatment of premenstrual syndrome: a doubleblind, randomised and placebo-controlled trial – Agha-Hosseini M. et al. – BJOG. 2008 Mar; 115(4): 515–9. doi: 10.1111/j.1471-0528.2007.01652.x

71 **Kurkuma**
Antibacterial Activity of Turmeric Oil: A Byproduct from Curcumin Manufacture – P. S. Negi et al. – J. Agric. Food Chem., 1999, 47 (10), pp 4297–4300 – DOI: 10.1021/jf990308d
Turmeric and curcumin as topical agents in cancer therapy. – Kuttan R. et al. – Tumor [1987, 73(1):29-31] – PMID: 2435036

72 **Umckaloabo**
EPs® 7630 (Umckaloabo®), an extract from Pelargonium sidoides roots, exerts antiinfluenza virus activity in vitro and in vivo – Linda L. Theisen et al. – Antiviral Research – Volume 94, Issue 2, May 2012, pages 147–156 – ttp://dx.doi.org/10.1016/j. antiviral.2012.03.006e

73 **Yohimbin**
Natural aphrodisiacs – Shamloul R. – J Sex Med. 2010 Jan;

7(1 Pt 1): 39–49 – doi: 10.1111/j.1743-6109.2009.01521.x. Epub 2009 Sep 30. Effectiveness of yohimbine in the treatment of erectile disorder: Four meta-analytic integrations – Michael P. Carey et al. – Archives of Sexual Behavior 25(4): 341–360 – August 1996 – DOI: 10.1007/BF02437578

74 **Pygei africani cortex – Afrikanische Pflaumenbaumrinde**
Comparison of once and twice daily dosage forms of Pygeum africanum extract in patients with benign prostatic hyperplasia: a randomized, double-blind study, with long-term open label extension – C. Chatelain et al. – Urology – Volume 54, Issue 3, September 1999, pages 473–478 – http://dx.doi.org/10.1016/S0090-4295(99)00147-8

75 **Cucurbita moschata (Kürbiskerne Moschuskürbis)**
Schilcher H: Möglichkeiten und Grenzen der Phytotherapie am Beispiel pflanzlicher Urologika. In: Urologe (B) 1987; 27: 316–319

76 **Urtica dioica – Große Brennnessel**
Urtica dioica for treatment of benign prostatic hyperplasia: a prospective, randomized, double-blind, placebo-controlled, crossover study – Safarinejad M. R. – J Herb Pharmacother. 2005; 5(4): 1–11 – PMID: 16635963

77 **Sabal serrulata – Sägepalme**
Jänicke C. J., Grünwald J, Brendler T: Handbuch Phytotherapie. Stuttgart 2003 Schulz V., Hänsel R.: Rationale Phytotherapie. 3. Auflage, Berlin, Heidelberg, New-York 1996

78 **Artemisia annua**
Intern. J. Oncology 18: 767–773, 2001 Effert et al.

79 **Artemisia absinthium L. – Wermutkraut**
Bühring U: Praxis-Lehrbuch der modernen Heilpflanzenkunde. 2. Auflage, Stuttgart 2009

80 **Annona muricata – Stachelannone**
Graviola: A Novel Promising Natural-Derived Drug That Inhibits Tumorigenicity and Metastasis of Pancreatic Cancer Cells In Vitro and In Vivo Through Altering Cell Metabolism – María P. Torres et al. – Cancer Lett. 2012 Oct 1; 323 (1): 29–40. – Published online 2012 Apr 1. – doi: 10.1016/j.canlet.2012.03.031

81 **Mentha arvensis – Ackerminze**
Hänsel R, Sticher O: Pharmakognosie – Phytopharmazie. 8. Auflage, Heidelberg 2007

82 **Brassica oleracea convar. capitata var. alba – Weißkohl**
Cancer chemopreventive agents: glucosinolates and their decomposition products in white cabbage (Brassica oleracea var. capitata) – Smiechowska A. et al. – Postepy Higieny i Medycyny Doswiadczalnej (Online) [2008, 62: 125–140] – (PMID: 18388852)
RAPID HEALING OF PEPTIC ULCERS IN PATIENTS RECEIVING FRESH CABBAGE JUICE – Garnett Cheney – western journal of medicine – Calif Med. 1949 Jan; 70 (1): 10–15. – PMCID: PMC1643665

83 **Brassica oleracea var. italica Plenck – Brokkoli**
Breast Cancer Risk in Premenopausal Women Is Inversely Associated with Consumption of Broccoli, a Source of Isothiocyanates, but Is Not Modified by GST Genotype – Christine B. Ambrosone et al. – J. Nutr. May 1, 2004 – vol. 134 no. 5 1134–1138

84 **Sinapis – Senf**
SPICES AND HERBS: THEIR ANTIMICROBIAL ACTIVITY AND ITS DETERMINATION – LAURA L. ZAIKA – Journal of Food Safety – Volume 9, Issue 2 – July 1988 – pages 97–118 – DOI: 10.1111/j.1745-4565.1988.tb00511.x

85 **Armoracia rusticana – Meerrettich**
Tumor Cell Proliferation and Cyclooxygenase Inhibitory Constituents in Horseradish (Armoracia rusticana) and Wasabi (Wasabia japonica) – Marvin J. Weil et al. – J. Agric. Food Chem., 2005, 53 (5), pp 1440–1444 – DOI: 10.1021/jf048264i

86 **Brassica oleracea var. botrytis L. – Blumenkohl**
Multi-targeted prevention of cancer by sulforaphane – John D. Clarke et al. – Cancer Letters – Volume 269, Issue 2, 8 October 2008, pages 291–304 – Natural Products Special Issue – http://dx.doi.org/10.1016/j.canlet.2008.04.018

Veröffentlichungen des Autors

Buchveröffentlichungen von Ruediger Dahlke

Mein Weg-Weiser: Herzlich lade ich zum Gratis-E-Book Mein Weg-Weiser (www.dahlke.at) ein. Darin erkläre ich, wie es zu den viel-und-siebzig Büchern kam und die Schattenseiten dieser Fülle – und auch, warum ich noch so gern weiterschreibe. Mein Weg-Weiser enthält darüber hinaus praktische Tipps sowie Bilder von meinem eigenen Weg. Ich freue mich über jede(n) Leser(in)!

Neuerscheinungen 2020: Welchen Körper braucht meine Seele – Wege zum Individualgewicht (Goldmann-Arkana) • Besser als vegan – Peacefood activated (GU) • Menschliche Medizin (Crotona)

2019 erschienen: Krebs – Wachstum auf Abwegen (Goldmann Arkana) • Jetzt einfach atmen (ZS) • Das große Peacefood-Buch (GU) • Körper-Geist-Seelen-Detox (Goldmann Arkana)

2018 erschienen: Das Alter als Geschenk (Goldmann-Arkana) • Die Hollywood-Therapie – was Filme über uns verraten (mit M. Dahlke, Edition Einblick. (www.heilkundeinstitut.at) • Die Peacefood Keto-Kur (GU) • Jetzt einfach meditieren (ZS) • Kurzzeit-Fasten (Südwest)

Grundlagenwerke: Die Schicksalsgesetze – Spielregeln fürs Leben, 2009 • Das Schattenprinzip: Die Aussöhnung mit unserer verborgenen Seite, 2010 • Die Lebensprinzipien: Wege zu Selbsterkenntnis, Vorbeugung und Heilung (mit Margit Dahlke), 2011 (alle Goldmann-Arkana)

Krankheitsdeutung und Heilung: Krankheit als Symbol (Bertelsmann), 2014 • Angstfrei leben, 2013 • Wenn wir gegen uns selbst kämpfen, 2015 • Von der Schattenreise ins Licht: Depressionen überwinden, 2014 • Seeleninfarkt. Zwischen Burn-out und Boreout, 2013 • Krankheit als Sprache der Seele, 2008 • Krankheit als

Weg (mit T. Dethlefsen), 2000 • Frauen-Heil-Kunde (mit M. Dahlke und V. Zahn), 2003 • Krankheit als Sprache der Kinderseele, 2001 • Herz(ens)probleme, 2011. Das Raucherbuch, 2011 (alle Goldmann-Arkana) • Verdauungsprobleme (mit R. Hößl), (Knaur) 2001

Weitere Deutungsbücher: Hör auf gegen die Wand zu laufen, Goldmann 2017 • Die Spuren der Seele (mit R. Fasel), (GU) 2010 • Der Körper als Spiegel der Seele, www.heilkundeinstitut.at, 2009 • Die Psychologie des Geldes, 2011 • Die 4 Seiten der Medaille (mit C. Hornik), 2015 • Tiere als Spiegel der menschlichen Seele (mit I. Baumgartner) • Omega – im inneren Reichtum ankommen (mit V. Lindau), 2017 (alle Goldmann)

Krisenbewältigung: Die Liste vor der Kiste (Terzium) 2014 • Von der großen Verwandlung, (Crotona) 2011 • Lebenskrisen als Entwicklungschancen • Wenn Sex und Liebe sich wiederfinden, 2017 (beide Goldmann)

Gesundheit und Ernährung: Peacefood (GU) 2011 • Geheimnis der Lebensenergie, 2015 • Das Lebensenergie-Kochbuch: Vegan und glutenfrei (beide Goldmann-Arkana) • Peace Food – das vegane Kochbuch, 2011 • Vegan für Einsteiger, 2014 • Peace Food – vegan einfach schnell, 2015 (alle GU) • Vegan – ist das ansteckend? (Urania) • Vegan schlank, (www.heilkundeinstitut.at) 2015 • Wieder richtig schlafen, 2014 • Notfallapotheke für die Seele, 2020 (beide Goldmann) • Die wunderbare Heilkraft des Atmens (mit A. Neumann), Heyne 2009 • Störfelder und Kraftplätze, (Crotona) 2013

Fasten: Das große Buch vom Fasten, 2019 (Goldmann-Arkana) • Jetzt einfach fasten, 2017 (ZS) • Fasten-Wandern, (Droemer Knaur) 2017 • Bewusst Fasten, (Urania) 2016 • Ganzheitliche Wege zu ansteckender Gesundheit, 2011 • Das kleine Buch vom Fasten 2011 (beide www.heilkundeinstitut.at)

Meditation und Mandala: Mandalas der Welt, (Goldmann) 2012 • Schwebend die Leichtigkeit des Seins erleben 2012 •

Arbeitsbuch Mandala-Therapie, 2010 • Mandala-Block, 1984 • Worte der Weisheit (alle www.heilkundeinstitut.at). Weisheitsworte der Seele, 2012 • Die Kraft der vier Elemente (mit Bruno Blums Bildern), 2011 (beide Crotona)

Roman: Habakuck und Hibbelig – das Märchen von der Welt, Allegria 2004

Audios, Geführte Meditationen (CDs: www.heilkundeinstitut. at – Downloads: Arkana Audio)

Grundlagen: Das Gesetz der Polarität • Das Gesetz der Anziehung • Das Bewusstseinsfeld • Die Lebensprinzipien – 12er-CD-Set • Die 4 Elemente • Elemente-Rituale • Schattenarbeit

Krankheitsbilder: Allergien • Angstfrei leben • Ärger und Wut • Depression • Die Wege des Weiblichen • Hautprobleme • Herzensprobleme • Kopfschmerzen • Krebs • Leberprobleme • Mein Idealgewicht • Niedriger Blutdruck • Rauchen • Rückenprobleme • Schlafprobleme • Sucht und Suche • Tinnitus und Gehörschäden • Verdauungsprobleme • Vom Stress zur Lebensfreude

Allgemeine Themen: Der innere Arzt • Heilungsrituale • Ganz entspannt • Tiefenentspannung • Energie-Arbeit • Entgiften – Entschlacken – Loslassen • Bewusst fasten • Den Tag beginnen • Lebenskrisen als Entwicklungschancen • Partnerbeziehunge • Schwangerschaft und Geburt • Selbstliebe • Selbstheilung • Traumreisen • Mandalas • Naturmeditation • Die Lebensaufgabe finden

Weitere geführte Meditationen und Übungen auf CD: 7 Morgenmeditationen • Die Leichtigkeit des Schwebens • Die Psychologie des Geldes (Übungen) • Die Notfallapotheke für die Seele (Übungen) • Die Heilkraft des Verzeihens • Eine Reise nach innen. Erquickendes Abschalten mittags und abends • Schutzengel-Meditationen

Hörbücher / Filme / Vorträge

Hörbücher: Krankheit als Weg • Omega • Fasten-Wandern • Körper als Spiegel der Seele • Von der großen Verwandlung • Die Spuren der Seele – was Hand und Fuß über uns verraten • Krankheit als Chance (alle: www.heilkundeinstitut.at)

Vorträge: auf CD erhältlich unter www.heilkundeinstitut.at (die Buchthemen)

Filme über Ruediger Dahlke: Die Schicksalsgesetze – auf der Suche nach dem Masterplan, Arenico 2014 • Unser Biogarten • Ruediger Dahlke – ein Leben für die Gesundheit (2 DVDs)

Adressen

Informationen zu Seminaren, Ausbildungen, Trainings, Vorträgen: www.dahlke.at

Seminar- und Gesundheits-Zentrum TamanGa:
www.tamanga.at
Labitschberg 4, A-8462 Gamlitz, www.taman-ga.at, (25 Minuten vom Airport Graz): Fasten- und Fastenwander-Wochen mit Ruediger Dahlke, TamanGa-Natur-Kur und Regenerationsferien für Gruppen und Einzelgäste;
Internet: www.dahlke.at; E-Mail: info@dahlke.at

Für Psychotherapien: Heil-Kunde-Zentrum Johanniskirchen, Schornbach 22, D-84381 Johanniskirchen, Tel.: 0049 85 64-819, Fax: 0049 85 64-1429

Webshop Ruediger Dahlke: www.heilkundeinstitut.at (von Ruediger Dahlke empfohlene Bücher, Filme, CDs und Gesundheitsprodukte) Internet-Community: www.lebenswandelschule.com

Vita Ruediger Dahlke

Dr. med. Ruediger Dahlke, seit über 30 Jahren als Arzt, Seminarleiter und Autor tätig, gibt Fasten-Seminare und Ausbildungen in »Integraler Medizin«, »Verbundenem Atem«, »Bilder- und Wassertherapie« sowie zur »ErnährungsberaterIn Peacefood«. Über die Lebenswandelschule begann er als Erster mit Online-Fasten-Kursen, Idealgewicht- und Gesundheitschallenges.

Bücher zur Krankheitsbilder-Deutung von *Krankheit als Weg* bis *Krankheit als Symbol* begründeten (s)eine bis in spirituelle Dimensionen reichende Psychosomatik. Sie liegen in 28 Sprachen vor.

Die philosophische Grundlage von Dr. Dahlkes Wirken ist niedergelegt in den Standardwerken *Die Schicksalsgesetze* und *Das Schattenprinzip*.

Sein Engagement für das »Feld ansteckender Gesundheit« spiegelt sich in zahlreichen Veröffentlichungen zu Fasten, Detox und Ernährung. Die *Peace-Food*-Reihe machte die pflanzlich-vollwertige vegane Kost populär.

Jüngst erschienen *Hollywood-Therapie – was Spielfilme über unsere Seele verraten, Das Alter als Geschenk* und *Krebs – Wachstum auf Abwegen*. Sein Gratis-E-Book *Mein Weg-Weiser* erklärt den geistigen und lebenspraktischen Anspruch Dr. Dahlkes und ist über www.dahlke.at erhältlich.

Dank

mein Dank gilt allen ärztlichen Kollegen, die in diesen schwierigen Zeiten den Mut aufbringen, gegen den mahlenden Mainstream ihre eigene, zum Teil ganz anders lautende Meinung zu vertreten.

Und ich danke Dr. Ingfried Hobert, Herbert Schamberger, Michael Rupp und Johannes Weiß für die Unterstützung bei der Zusammenstellung der Studien.

Was Sie auch noch interessieren dürfte ...

ZUM WIRKLICHEN WOHLE VON KÖRPER, GEIST UND SEELE

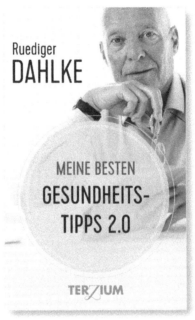

ISBN 978-3-906294-11-7
Hardcover, 11,8 x 18,8 cm, 152 Seiten
€ 15,00 [D] € 15,50 [A]

Gesundheit ist nicht einfach nur Abwesenheit von Krankheit, sondern bedeutet tiefgreifendes Wohlergehen für den ganzen Menschen – körperlich, geistig, seelisch. Der berühmte Arzt und Lebenslehrer überzeugt mit einer Fülle praktischer Empfehlungen, die wir unbedingt kennen sollten.

TERZIUM